あなたが知りたい病院事情

ＩＣＵ緊急入院から終《つい》のホームまで
医療現場の現実と経済的負担を
わかりやすく解説！

目次

第3章　回復期リハビリテーション病棟 ―リハビリテーションに専念―

第4章　しばらく医療処置が必要 ―療養病棟―

はじめに

コロナウイルス感染症と医療体系

2020年はわが国にとって希望の年となるはずであった。しかし、中国武漢に発する新型コロナウイルス感染症が全世界的に広まり、わが国でも多くの感染者が発生することとなり、政府は緊急事態宣言を発し、感染の蔓延を防止する政策を打ち出した。2021年前半に至るまで、感染症の収束は認められず、一方、ウイルス感染拡大防止のためのワクチンの開発は成功し、ワクチン接種が始まり、治療薬の開発に各国研究者たちが凌ぎを削っていた。2020年開催予定のオリンピックは開催延期となり、世間は暗い雲に覆われ、経済の低迷は顕著であった。国内総生産は約40%も落ち込み、中小企業の疲弊は目を覆うばかりであり、多くの困窮者が出ることとなったのである。

ここにきて問題となったのは、感染者治療の医療現場の現実であった。わが国は国民皆保険制度の下、すべての国民が平等に医療を受けられるシステムが構築されている。一方、厚生労働省は新型コロナウイルス感染を極めて致死率の高い感染症とする「第2種類感染症以上」に指定した。その結果、新型コロナウイルスを検出するPCR検査で陽性となり、感染者となった「患者」は、それぞれの自治体が指定した「特定の感染者専用の病室あるいは病棟」に隔離されることとなった。しかし、その隔離病室数には限りがあったのである。従って、感染者が増えるに従い、無症状者、軽症者もこの隔離病室あるいは病棟を占拠することになった。その結果、一部の医療従事者に多大な負担がかかることとなり一時は医療崩壊の危機に陥ったのである。多くの感染症の場合、重症化するリスクを抱えるのは、高齢者や慢性の疾患を抱えた患者である。新型コロナウイルス感染症の場合とて例外ではない。ここに至り、重症化した「患者」を治療する「感染者専用病室」と集中治療室（ＩＣＵ）の患者収容能力に限界をきたす状態となり、一部の公的病院での医療崩壊の危機に瀕する事態となったのである。

さらに、高齢患者の隔離、収容をいかに行うかの問題も発生した。このことについて、わが国における感染症に対処する「緊急医療システム」と国が定めた「病院機構」そのものに問題があることについては、メディア、医療行政専門家や行政から語られてはいない。

先進諸国での医療体制では、専門病院はほぼ公立病院であり、私的病院は約2割程度である。一方、わが国のベッド数は先進諸国の中でも世界一であるが、約8割が私的病院、クリニックが占めている。したがって、「緊急感染蔓延時」であっても現在の医療体制に政府ならびに地方自治体が直接公的に関与することができずに、一部の公的病院のみに重症患者が集中することになったのである。

コロナウイルス感染者治療にあたっては感染者数が諸外国（北米、欧州）に比べて極めて低い状況にも関わらず、重症者治療専用のベッドは逼迫状況となり、医療崩壊の危機さえ叫ばれるようになった。一方、私的病院のベッドは諸外国に比べて極めて多いとはいえ、病院の規格、設備、看護師数、その他看護体制やベッドの使用などについては厳密な規制が設けられており、自由に転換、利用することはできない（感染症対応への病棟転換）。これらのわが国の医療現場や医療制度の現実については、一般には知られていない。

一方、外国では限られた医療資源の中で公的機関の指示、命令のもと、病棟の転換が行われたのである。さらに、状況の変化に応じて、高齢患者より一般重症者を優先して治療にあたるという、患者の峻別《しゅんべつ》が行われた現実があった。幸いわが国では、平等に医療を受ける権利が保障されているので、患者峻別のような事態は起こらなかった。しかし、現実にはわが国の医療制度の下にあって医療従事者や患者自身、家族はさまざまなジレンマを抱えて苦悩していたのである。

では、現実的にわが国の医療体制と高齢者医療はどのようにして行われているだろうか？筆者の高齢者医療現場の体験をもとに、わが国における病院形態と高齢者医療の課題につき解説していきたいと思う。

高齢社会を迎え医療の現場では多くの問題点を抱えていることは前著（『療養病棟5人の患者さん』2015年・熊本日日新聞社）で述べてきた。しかし、実際に患者となった場合の経済的負担については語ってはいなかった。実は、患者となった本人や家族にとっては現実の問題としてどの程度医療費がかかるのかは切実な問題なのである。一方、医療の現実を考えてみると、がんや難病についての先端医療や老後の療養の問題についてはメディアで取り上げられているが、その経済的負担については何も触れられていないのが現状である。元来、医療の本質は「病を治す」ことであり、その背景となる経済的な問題については多くは語られていない。特にわが国では医療の中に金銭的な問題を取り扱うことに対する抵抗があり、むしろタブー視する傾向があるのだ。

国民皆保険制度の下に、わが国の国民ほど平等に医療の恩恵に浴する国はないと言っても過言ではない。高齢者になれば医療費の負担は1割という低い水準に抑えられており、患者自身の経済的負担は少なくてすむと思われている。しかし、いったん病気になった時、患者自身に、あるいは家族に、現実にはどれだけの金銭的負担がかかるのかを具体的な例に基づき解説したいと思う。さらに、医療提供側の経済的負担にも触れてみる。

ここでは、これまで知人や患者さんから相談された内容について紹介し、医療費の現実について考えてみようと思う。

「ある高齢者の事例〜あなたの場合〜」

まず、都会に住む80歳男性の場合から話を進めよう。

定年退職後、常日頃健康には気をつけており、定期的に検診を受けて、かかりつけのクリニック医師から特に問題はないと言われていた。わずかに脂質異常を指摘され、食事に気をつける程度の助言を受けていた。ところが、ある朝、排便中に普段の様子とは違った感じがあり、便器を振りかえると鮮血が便器に飛び散っているのを見つけて仰天したのである。最初は痔からの出血ではないかと思ったのだが、あまりにも多い出血量で、さては、「がん」か？と疑い、早速かかりつけ医に相談し、近所の総合病院を紹介され、受診することになった。

その総合病院は近代的な先進医療を取り入れた著名な病院である。午後の救急外来待合室には穏やかな照明が施され、診療室の扉の横には長椅子がしつらえられていて、不安な面持ちの多くの患者たちとその家族が座っていた。外来受付窓口にて、必要事項を記入し登録をすませると、すぐに看護師が現れ、病状の聞き取りがあり、番号札を渡されて、「3番診察室の入り口の上のモニターに患者様の受診番号が表示されますので、表示されたらお入りください」と、言われて待つことになった。

救急外来待合の椅子には不安な面持ちの患者が座っている。その中で待つこと2時間、やっとモニターに呼び出しの番号が表示され、外来診察室から出てきた看護師に促されて、診察室に入った。診察室のデスクの上にあるコンピュータを前にする若いやや童顔の医師と向かいあった。若い医師に対して多少の不安を感じていたのだが、ひとしきりこれまでの病歴などを聞かれた後、今回のエピソードについて詳しく質問され、やっと医師に対する信頼感が生まれてきた。

「では、診察してみましょう。こちらの処置室の方にお移りください」と促されて、看護師に従い隣室に入り、入り口にあるカーテンで仕切られた更衣室のような狭い空間に案内され、そこで、衣服から病衣に着替えた。脱ぎ捨てたパンツには血がにじんでいた。

処置台のベッドに横向きに寝かされて足を前に組むように指示され、臀部《でんぶ》を露出する体勢を取らされる羽目になった。これはかなり屈辱的な姿勢であると、後に語っている。

直腸内診察検査の結果、痔からの出血ではないが、原因となる病巣を確かめるため入院して大腸内視鏡検査を受けることになった。早速外来医師が病棟主任看護師に病棟の入院状況を確かめると、一般病棟の個室なら用意できるとのことで、入院となった。診察が終わり、後は入院手続き、注意事項などについて病棟看護師より説明を受け、病室へ案内された。

個室にはそれぞれの段階があり、特別個室（ホテルのスイートルーム相当）から、ビジネスホテル・クラスまでがある。一般病室は４人部屋であるが、常に満床である。個室には差額ベッド代として保険診療以外の料金が徴収される仕組みになっている。それぞれの病院の事情、地域により、個室料には多くの差があるが、大都市の市街地にある病院では、個室料はかなり高額（例：1泊18万円など）になっている。一方、地方の個人経営の病床付きクリニック（例：19床ほどの規模）では個室料は1泊5000円から1万円程度であるが、都会の場合、個室の段階により大きく異なる。高級ホテルのスイートルーム料金相当から最低でも3〜5万円を覚悟しなければならない。

この男性の場合、高額のうちでも最低料金の3万7000円の部屋に入室した。翌日、大腸内視鏡検査の結果、大腸憩室（大腸の壁が一部薄くなり大腸の外側に向かって出ている状態）からの出血と診断され、絶食、点滴による栄養ならびに水分補給、安静が指示された。幸い出血も次第に治まり、5日後には退院の運びとなった。結局、個室代金だけで、18万5000円となった。

では、実際に1日あたりの病院側が請求できる入院料はどのくらいだったのだろう。病院の規格、規模、看護、医療体系により異なるが、この男性が入院した急性期病棟（後述）の場合、診療報酬により決められた点数は1日あたり1320点から1591点（1点10円に算出される。したがって、1日あたり約1万3000〜1万6000円）であり、患者が実際に払う負担は高齢者の場合1割であるから、最終的にはこの男性の場合は、健康保険適用1割負担で、最高で1600円／1日、5日間で8000円となる。その他、検査料、投薬料、食費などを含めて、総額約**21万円**となったのである。

一方、仮にあなたが、地方の病院で4人部屋に入院して治療を受けた場合に支払う医療費の総額は約**2万5000円**ですむことになる。このように現実の医療現場では患者が支払う医療費負担は、都会度や病院規模によって大幅に異なるのである。幸いにして、この男性の場合、大企業に勤め、退職後も会社紹介の中小企業の顧問となり、それなりの収入と企業年金があり、経済的には恵まれていたため、さらに老後のための医療費として貯蓄があったので高額の医療費でも支払うことができた。

では、あなたが高齢となり、終末期を迎えるまでにどのくらいの医療費がかかるのだろうか？　急性期病院に入院して、終末期を老人介護医療施設や特別養護老人施設で最期を迎えるまでに、どのくらいの医療費がかかるのか？　それぞれの病気の段階に応じて、治療あるいは療養を受ける際の典型的な例について、筆者の体験、症例経験を例にあげ、解説していこうと思う。

多くの場合、先にあげた80歳男性の場合のように、まず、急性期病院に入院することになる。病気の状態により手術を**急性期病棟**で受け、次はリハビリテーションを受ける**回復期病棟**のある病院に転院する。さらに医療が必要な場合、**療養病棟**がある病院に移る。そこで特別な医療は必要ではないが、介護が必要な場合、**老人介護医療施設**や**特別養護老人施設**、あるいは**サービス付き高齢者向け住宅**に移る。場合によっては**自宅療養**となり、訪問看護、訪問診療を受け、最期を迎えることになる。（図1）

これまで、多くのメディアや老後の在り方に関する本には、具体的な医療体制や個人が支払う医療費について多くは語られていない。また、医療提供する側の実態にも触れられていない。そこで、本書ではこのような老後の経過について、それぞれの医療施設における医療の現状と医療費について、具体的な例をあげながら筆者の約20年の高齢者医療経験（急性期病棟、

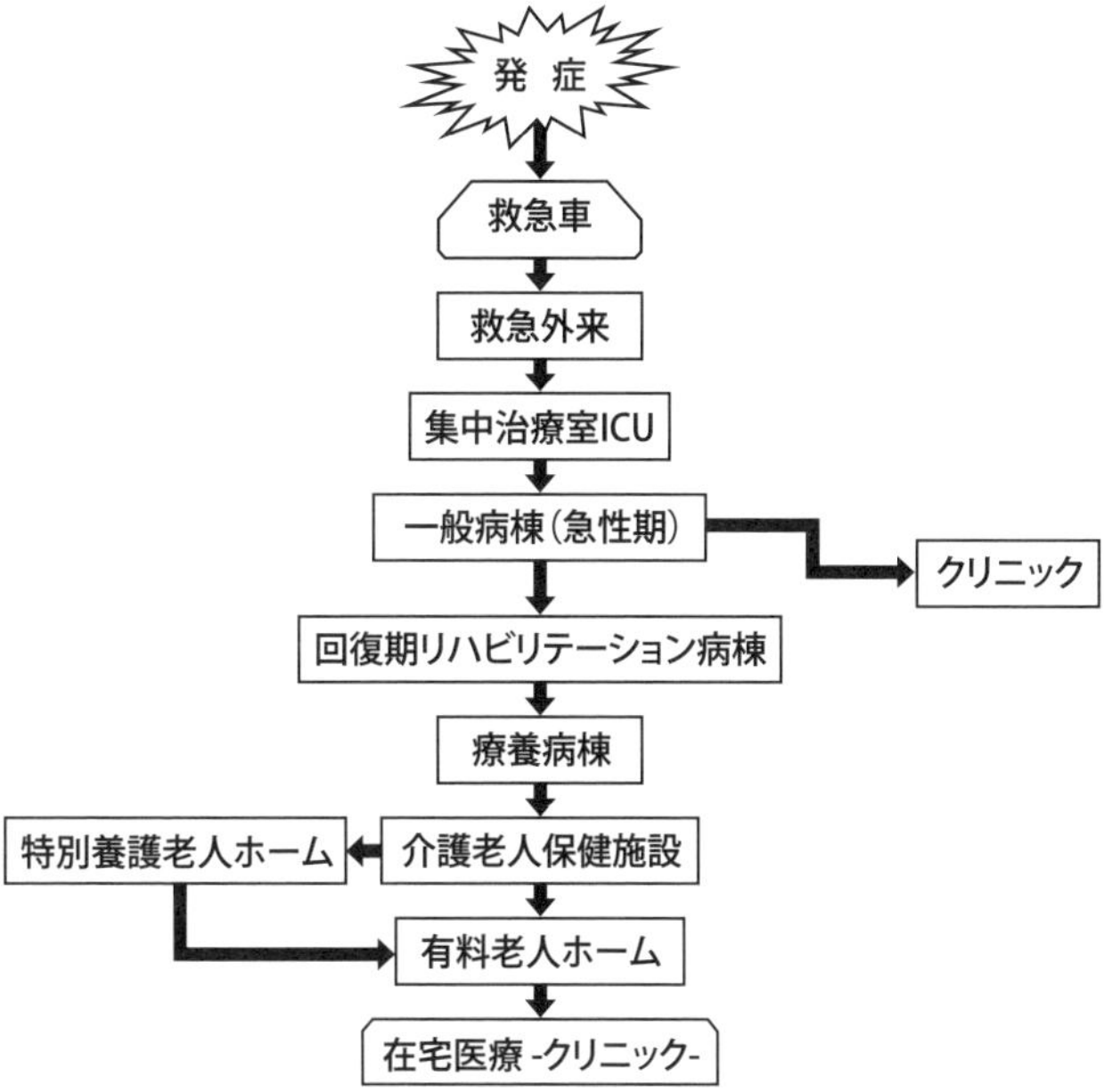

（図1）救急搬送から老人ホームまで

回復期病棟、療養病棟、老人介護医療施設勤務）に基づき解説していく。なお、本書にあげた症例はそれぞれの病棟における患者さんを対象にしているが、一部改変している。

本書は医療と医療費用をテーマに7つの章で構成されている。冒頭では突然の病気発症で救急搬送されて、直ちに救急患者受け入れ指定病院の集中治療室（ＩＣＵ）に入院した患者さんを例にあげ、治療の実態を記した。さらに、ＩＣＵにおける医療従事者の現場での労働状況にも言及し、最終的に患者さんが支払うことになった自己負担金額に触れている。

第3章では、急性期病棟（一般病棟）から、病態は改善したが、まだ十分に元の日常生活には戻れない患者さんがリハビリテーションを受ける回復期病棟へ転病棟する例を取りあげた。リハビリテーションの重要性について十分な認識、さらにリハビリテーションを受けられる期間の問題点について述べている。

第5章では、慢性の病気が落ち着いて、これ以上医療の介入が必要でなくなった人達のための自宅復帰を目的とした、介護老人保健施設の実態と自己負担費用について、実例をあげて解説している。

さらに最終章では、在宅医療の実態と、避けて通れない終末期の医療の患者個人の思い、家族との繋がりについてのエピソードから現在の在宅医療制度の問題点を考えてみたい。

第1章

救急搬送

―集中治療室（ＩＣＵ）入院―

救急搬送 ―集中治療室へ入院―

80歳女性の患者さん（仮名：原田京子さん）のケースを例に、救急医療の実態と患者側の経済負担について紹介しよう。

患者さんは5年前に夫をがんで亡くし、以来独居生活を送っていた。若い頃から健康に恵まれ、ほとんど病気らしいものとは縁がなかった。

大学を卒業後、大手広告会社の地方採用一般職として就職し、その職場で知り合った男性イラストレーターと結婚。娘2人をもうけ、共働きの生活を送り、60歳で会社を退職している。66歳までは、すでに退職して独立しイラストレーターとしての仕事を請け負っていた夫と比較的平凡な暮らしをしていた。

5年前に夫は突然、がんで帰らぬ人となった。夫の死後は元職場の同僚たちと時折海外旅行を楽しむ程度の経済的余裕はあり、お花の稽古、夫をがんで亡くした経験からホスピスのボランティアとして患者さんたちとの会話やレクリエーションの手伝いをしていた。足腰も丈夫で毎日30分の散歩は欠かさず、狭いながらも家庭菜園を楽しみ、時には同年齢の友人と近郊のなだらかな山に登るほど健康であった。時折、近所に住む次女夫婦が、孫を連れて夕食に訪れることがあった。そんなある日、次女夫婦を囲む夕食時の出来事である。

「ここのところ、暑さもやわらいで随分過ごしやすくなったね。ところで、この夏どうだった？」と、母親のために家から用意してきた山菜飯を保存容器から茶碗に移し替えながら、次女が母親に話しかけた。

「そうね、今年は例年になく暑くて、それにずーっと日照りは続くし、まあ、畑の水やりが大変、すぐにゴーヤなんか葉っぱがしおれてしまうんだから・・・、なんだか、今年は疲れたような感じ。そそ～、れ、に、時々めまいがするようなことがあったりして、よ～わってき～たね～」と少し言葉に詰まったような感じの返事をしながら、「あら、おいしそう」と答えた。

「あれ、お母さん、なんだかおかしい。右の唇が落ちているみたい。どうしたの？」と、いぶかしげに母親の顔を覗き込んだ。うつむき加減の母親は少し上目づかいで、娘に向かって、「あれ、どうし・・たのかしら、そういえば、なんだかおかしい。こと～ばが・・つまるような感じ」と、言いながら右手に持っていた湯飲み茶碗を手放すようにテーブルに置いた。そして、そのまま、右へ傾き加減になりテーブルにうつ伏せとなった。

「あら、お母さん、どうしたの？」と、語りかけながら、そばに寄り肩に手をかけて覗き込むように顔を見つめた。母親は返事もなく、口から唾液が漏れている状態で、うつ伏せのまま動かない。

「あなた、大変、お母さん、意識がないみたい！」

それまで、一連の様子を見ていた次女の夫は箸を握ったまま、茫然と見つめていたが、突然立ち上がり、母親のそばに行き、肩をゆすりながら、

「ほら、お母さん、ちゃんとして！　わからないのかな？」

「あなた、大変、そんなに動かしたらアブナイじゃないの！　とにかく椅子から降ろして静かに寝かせてあげましょう。それに、すぐ救急車！」

「おばあちゃん、どうしたの？」と孫娘がすり寄ってくる。

「うん、わかった。救急車を呼ぶ」と言いながら、119番に電話した。

程なく救急車が到着し、救急隊員が2人で搬送用担架を持ってリビングルームに入ってきた。リビングルームに毛布を掛けられて寝かされていた母親は、呼吸は静かで規則的であったが、呼びかけに反応がなく、半開きの眼球は左方向を見つめた様子であった。口角からわずかに漏れた唾液が頬を濡らしていた。救急隊員はすぐに患者のそばに寄り、矢継ぎ早に質問を始めると同時に、患者のバイタルサイン（血圧、呼吸、心拍、体温などの身体所見）を採り始めた。

「食事の途中で倒れられたのですね？　突然のことですか？　何か痙攣《けいれん》されるようなことはなかったですか？」と、振り向きながら次女に尋ねると、

「そうです、突然テーブルにうつ伏せになりました。その前になんだか呂律《ろれつ》が回らないよう

な様子でした」と答えた。隊員の一人は、バイタルサインを読み上げ、一方の隊員はそれを聞きながら、消防本部へ電話をかけ、救急搬送先の病院の指示を受けていた。

「80歳女性、特に外傷なし、右上下肢脱力あり、意識レベル、ＪＣＳ３の２（呼びかけに反応なく、痛み刺激にのみわずかな反応がある状態）、血圧、１２０の90（収縮期圧１２０㎜Hg、拡張期圧90㎜Hg）、脈拍90、不整、呼吸、正常15回、ＳｐＯ２、95％（経皮的動脈血酸素飽和度）、眼球、左方共同偏視、眼振なし」

「よし、了解、今救急搬送受入病院が決まった。現在19時15分、病態発症時刻、おおよそ18時50分、約20分経過、ここから５㎞の医療センターだ。相手先の当直医に連絡を入れる」

「こちら、救急車からです。先ほど消防本部より貴病院に搬送との指令がありました。現在患者の病態は安定しています」と、バイタルサインを伝えながら、相手先の医師の質問に答えた。

「わかりました、すぐに受け入れます。病院までどのくらいかかりますか？」

「およそ10分で到着します」

救急車には担架に乗せられた患者と娘が同乗して病院へ向かった。

救急外来から集中治療室へ

受け入れ先の救急外来では、救急車両が19時30分に救急受付玄関に到着すると同時に救急外来勤務の研修医と看護師が駆け付け、救急隊員と共にストレッチャーへ患者を移動させ、救急治療のために設置されている一室へ搬送した。この部屋では研修2年目の研修医が患者情報を聞き取り、一方、救急外来担当事務員がてきぱきと書類の作成にあたった。その間、付き添いの娘は、救急外来の椅子に座りながら、心配そうに中の様子をうかがっていた。しばらくして、救急外来のドアが開き、研修医が若い看護師と共に出てきて、心配そうな娘に向かい、目線をあわせながら、

「今、診察が終わりました。これから検査をするところですが、今のところ病状は安定しており、血圧も呼吸もしっかりしておられます。まず、脳梗塞か脳出血が疑われますので、今から、頭のCT検査をします。しばらくお待ちください」と言って、看護師に目くばせしながら、再び部屋に入っていった。看護師は娘に寄り添いながら、

「ご心配でしょう。でも、今なんとか落ち着いておられる様子ですから、CT検査の結果を待ちましょう」と、そっと肩に手を置き、促して椅子に座らせた。

約30分後に看護師が部屋から出てきて、救急治療室に入るように促された。研修医はデスクの前に座るように語りかけながら、

「今、患者さんは集中治療室に移しました。CT検査の結果、脳出血ではなさそうですが、脳梗塞が疑われます。確定診断のために、今度はMRI検査を行います。今すぐMRI検査室にお連れして検査を行いますので、しばらくお待ちください」と言いながら、デスクの上のコンピューター画面に脳のCT撮影断面図を映し出し、スクロールしながら説明をした。映し出された画面には、特に出血を示す明確な白い陰影は認められなかったのである。それから、40分ほどして、再び救急治療室に呼び戻されて、研修医が画面をスクロールしながら、

「今、放射線科の専門医の先生から診断結果の報告がありました。詳しいお話はのちほどいたしますが、結論から言いますと、お母さんの場合、左の脳の部位の血管に血栓ができて、つまり血の塊が詰まり、脳のその部分に血液が行かなくなった状態で、脳梗塞を起こしておられます。まだ、発症してから時間が経っていませんので、その血の塊を溶かす『血栓溶解術』を行います。うまく血栓が溶けて血流が再開すれば、脳の働きも回復すると思われます。特にお母さんの場合、梗塞の範囲がそれほど広くないので、回復の見込みがあります」

「そうですか、助かる見込みがあるのですね。今まであんなに元気だったのに突然のことで驚きました。どうして、脳の血管に血が詰まるのでしょう?」と、怪訝な表情で尋ねた。

「お母さんの場合、心電図検査で、脈が不整になる『心房細動』を起こしておられるのがわかりました。心臓の中で血液が滞る部分があり、血液が固まり、その一部が、脳の血管まで

運ばれて小さな血管に詰まることになるのです。心電図検査でこのような不整脈が見つかり、血液が固まらないようなお薬を飲んでもらっていれば、予防できるのですが…」

「そうでしたか、そういえば母は時々胸がどきどきする、脈がおかしいとは言っていました。早く診察してもらっておけばよかったのに…」と、言葉を詰まらせた。

母親はストレッチャーに寝かされたまま、白い毛布が掛けられていて、胸のあたりがわずかに規則正しく動くのが認められた。娘が近づいてそっと母親の手を握り、

「お母さん、大丈夫?」と声をかけたのだが、母親から返事はなく、眼は閉じられたままであった。

「今から、脳神経外科の専門の先生と放射線専門の先生、それに集中治療室の専門の先生が患者様の病態を検討し、治療方針を決め、ご家族にご説明したうえで、治療を始めます。患者様は救急治療室へお連れします」と、研修医が、看護師に促した。

「それでは、こちらの待合室でお待ちください」と看護師がドアの方を指した。娘は振り返りながら、そっと部屋を後にした。しばらくして、後から来た次女の夫と一緒に2人は待合室の隣の「カンファレンスルーム」に招かれて、脳神経外科専門医と看護師から詳しい病状の説明と、今から行う治療手段、その副作用、今後の方針について詳しい説明を受けた。2人は十分納得したうえで、1親等の親族である娘が治療方針に対する同意書に署名した。

ここまで、来院してから診察、血液検査、頭部CT、MRI検査、病状説明と同意取得など約1時間半が経過していた。

こうして、血栓溶解剤の静脈投与による「血栓溶解療法」が集中治療室で行われることになったのである。

集中治療室（ICU）

二重の扉で仕切られた部屋に入ると、そこには別の世界が広がっていた。部屋は煌々と明るく、太陽光に近い照明で照らされている。縦2列5台のベッドがしつらえられている。ベッドの周りには心電図、血圧、組織酸素飽和度、呼吸をモニターする生体監視装置が置かれ、装置の薄緑の画面をバックに刻々と変化する数値や波形が点滅している。人口呼吸器が静かな音を立てている。点滴台につるされた輸液袋から延びたチューブは途中で点滴支持台に取り付けられた点滴コントロール装置に入り、そこから延びたチューブの中の液が患者の静脈に注入されている。ベッドの脇には膀胱カテーテルから繋がった畜尿袋が垂れ下がっている。それぞれのベッドの頭にあたる部分のパネルには吸引装置と酸素吸入装置が取り付けられている。ベッドに横たわる患者の顔には、人工呼吸器に繋がれた気管支チューブに十字に巻き付けられた白いテープが張り付けられている。そして、1人の患者につき、青いスクラブ（医療用衣服）の上に白いガウンを着て、白いキャップとマスクを着けた2人の看護師、1人の看護助手、臨床検査技師が患者の点滴のチェック、人工呼吸器の調節、術後処置をしている姿が見える。緑色のスクラブに聴診器を胸元にぶら下げた医師たちがそれぞれのベッドの間を行き来している。すべて、テレビドラマの救急救命シーンで見たような光景が広がっている。

「新しい患者さんが入ります」

と言ってストレッチャーを押した看護師が集中治療室のドアを開けながら、声をあげた。集中治療室の入り口に設置されたナースステーションでコンピューターに向かっていた主任看護師が立ちあがり、

「はい、了解。5番ベッドに搬入してちょうだい」と促すと、ストレッチャーを押してきた看護師が、

「はい、ではよろしくお願いします。現在バイタルは安定しています」

早速、ストレッチャーの患者は3人の看護師によって5番ベッドに移され、すぐにバイタルサイン（血圧、呼吸、一般状態、意識レベル、組織酸素飽和度）が測定され、すでに待機していた救急医療担当医に報告された。

「脳梗塞の患者さんだ。救急外来から詳しい検査報告がきている。ＭＲＩ検査では左被殻あ

たりに血栓性梗塞部位があり、大脳中動脈先端部に血栓があると脳神経外科からの診断。発症時間から今まで2時間半以内なので、早速血栓溶解術を開始します。必要な準備を開始してください」と、5番ベッド担当の看護師に告げた。

ここまで、発症してから血栓溶解治療が開始されるまで2時間20分が経過していた。

〈わが国のＩＣＵの現状〉集中治療室（ＩＣＵ）は病院内に設置された特殊な病棟で、肺炎や脳梗塞、心筋梗塞などの重篤な病気の患者を24時間体制でより効果的な治療を集中的に行う部門である。日本集中治療医学会の定義によれば

「内科系、外科系を問わず呼吸、循環、代謝その他重篤な機能不全の患者を収容し強力かつ集中的に治療看護を行うことにより、その効果を期待する部門である」とされている。

わかりやすくいえば、「病院内にある施設で、呼吸や循環器その他の症状が特に悪くなり、生命の危険がある患者さんを24時間体制で、より効率的な治療を行う部門」ということになる。基本的には2人の患者さんに対して1人の看護師が看護、治療処置にあたり、集中治療専門医、各科専門医、臨床工学士との連携のもとに効率的治療を行う仕組みになっている。

医師は、集中治療専門医が中心となり、各診療科から派遣された専門医師、研修医がそれぞれの患者の治療にあたる。患者の病態の変化により、場合によっては24時間勤務すること

もあり、過酷な診療部門である。看護師は3交代制をとっており、ローテーションがスムーズに行われている。しかし、必ずしも計画通りにいくわけではなく超過勤務にならざるを得ない場合も稀ではない。わが国のICUは医療関係者の過酷な診療体制の犠牲の上に成り立っている現状はあまり知られていない。救命救急のドラマチックな場面だけが取り上げられているのだ。

規模の大きい病院では集中治療室の他に特定の診療科の患者を受け入れていて専門的に治療を行う部門がある。心臓血管系の患者を受け入れる「**冠状動脈疾患集中治療室**（CCU）」や脳梗塞の患者を収容する「**脳卒中集中治療室**（SCU）」、新生児を収容する「**新生児集中治療室**（NICU）」がある。

〈**病床数は？**〉では、わが国ではどのくらいの数のICU施設があるのだろう。厚生労働省2017年医療施設調査によれば、ICU施設総数は**713施設**、ベッド総数は**6301床**となっている。施設のうち、約半数は国公立（国、県、市、町、村）が占めている。1施設あたり5〜8床である。**人口10万人に対して4・6床**となっている。

一方、ICU以外に、ICUと一般病棟との中間に比較的重症の患者を受け入れることができる「**ハイケアユニット**（HCU）」がある。この病棟ではICUに比べて看護配置が少なくなっており、例えば、10床のユニットの場合、ICUであれば看護師は5人以上の配置に対してHCUでは2人以上に過ぎない。このような体制であれば十分な介護や治療が行えない。HCUの総数は、1万268床であり。人口10万人に対して8・1床となっている。

〈国際比較？—極めて少ない現状—〉わが国のICU病床数を各国と比較してみよう。それぞれの国で医療体制が異なっており単純に比較はできないが、2020年厚生労働省医政局の発表によれば、米国で7万7809床、10万人あたり病床数34・7床と先進諸国中一番多く、続いてドイツでは、2万3890床、10万人あたり病床数29・2床である。これに比べてわが国では、5603床、10万人あたり病床数4・3床と諸外国に比べると極めて少ない状況にある（わが国の病床数は統計上調査年度により異なる場合がある）。（図2）

〈ICU治療の費用〉まず、ICU入院費用算定では、集中治療室の設置基準により異なるが、特定集中室管理料1の場合、7日以内の期間であれば、**1日あたり1万4211点（1点あたり10円で算出＝14万2110円）**、8日以上14日以内の期間であれば、**1万2633点（12万6330円）**。つまり、8日以上になれば病院側にすれば1日あたり1万5780円の減額になる。

しかし、国民健康保険加入者であるあなたが高齢であれば、1割負担となり、1日あたりの基本料は約1万4000円（令和3年改訂2割負担の場合：約3万円）、残りの差額は健康保険当局（国庫）より病院に支払われることになる。この金額はあくまでも入院基本料であり、どのような検査、手術、治療が行われるかによって総合的な金額は異なってくる（手術、人工呼吸器、点滴、薬物、人工透析、その他：それぞれ点数が異なる）。したがって、高齢者の場合、たとえ1割負担であっても1日あたり5〜10万円程度（3割負担の場合：15〜30万円）かかる場合も珍しくない。しかし、集中治療室に入院中の費用については「高額療養費制度」（後述）の対象となるため、一定額以上の料金を支払う必要はない。

血栓溶解療法とは？

脳梗塞が発症してから数時間内であれば、脳動脈内に詰まった血栓を溶か

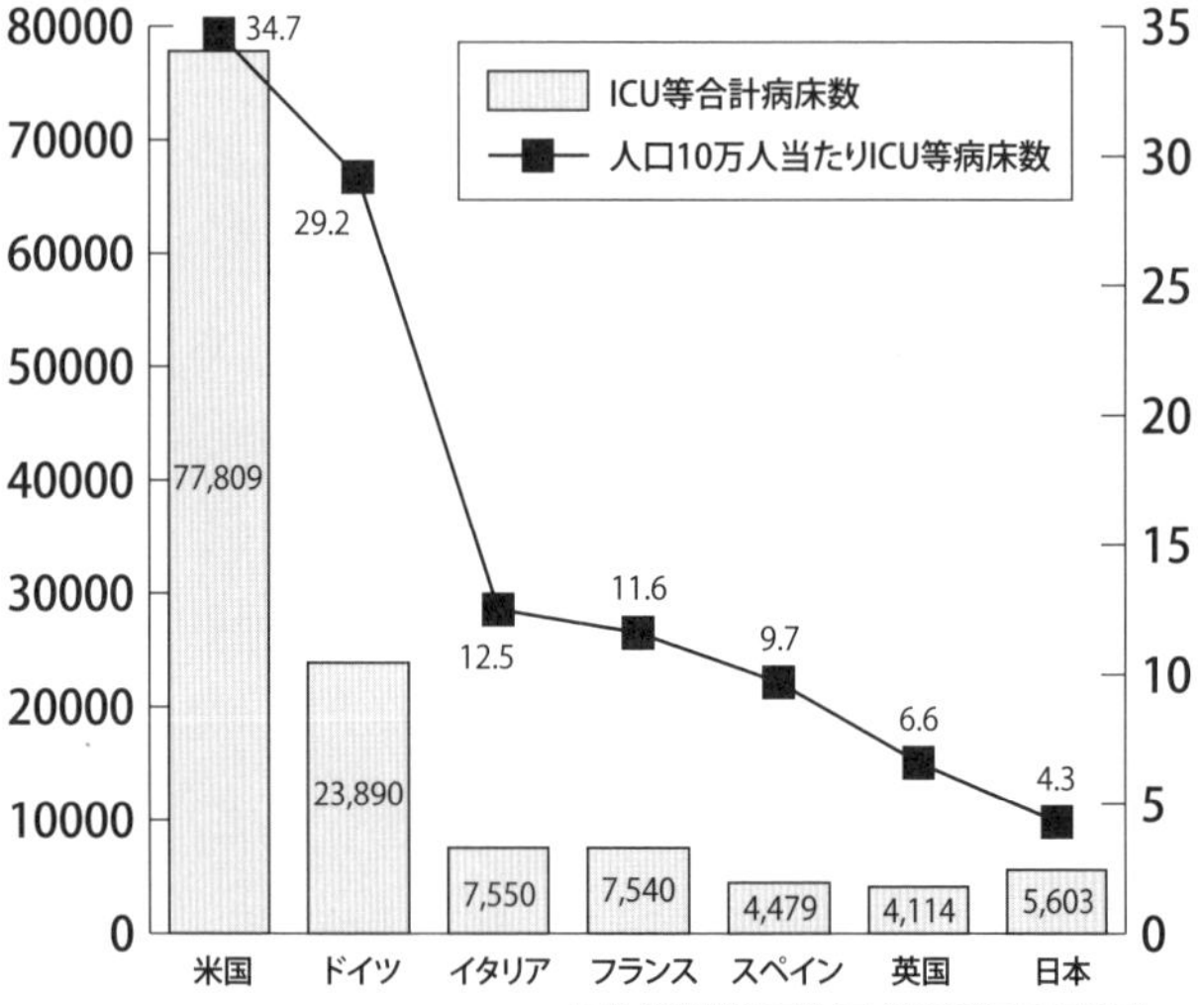

厚生労働省医政局（2020年 5月6日）

（図2）ICU等の病床に関する国際比較について

して血流を再開させると、再び酸素不足に陥っていた神経細胞が復活して、症状が改善することが期待される。血流再開が早いほど病状の回復は早く、後遺症も少ない。そこで、登場したのが2005年に臨床適応が認められた「血栓溶解療法」である。

脳梗塞を起こしたあとに原因となった血栓(血液の塊)を溶かす薬物、「組織型プラスミノゲンアクチベータ」(t－PA)を静脈より投与し、血栓を溶かす治療法である。現在わが国で推奨されている薬物は「遺伝子組み換え組織プラスミノゲンアクチベータ(rt－PAアルテプラーゼ)」である。アルテプラーゼ0.6mg／kg(34・8万国際単位／kg)の10％液を輸液ポンプで2分間かけて注入し、残りを58分間で静注する。治療後少なくとも数日間はICUでの管理が必要である。特に、血圧コントロールや治療後24時間以内の抗血栓療法の制限が重要であり、症状増悪時には迅速な診断を行い、必要があれば速やかに脳外科的処置を実施する。

t－PA治療を受けた患者の約4割は症状が改善し、ほとんど障害がなくなる程度まで回復する。治療開始時間が早いほどより高い効果が認められている。しかし、脳の血管が詰まると時間が経てばその周りの神経組織は死にはじめる。脆くなった組織に血栓を溶かす薬で血流を再開すると出血を起こす危険があり、t－PA治療にあたっては絶対に使えない項目(病態や症状)や慎重に投与すべき項目が、細かく定められている。

ICUでの治療が始まる

ＩＣＵに入室するとすぐに２人の看護師によりストレッチャーからベッドに移され、胸には心電図モニター用の電極が取り付けられ、自動血圧計が左手に装着された。右手指先に酸素分圧を測定するパルスオキシメーターが付けられた。導尿カテーテルが挿入されてベッド脇につるされた。右手には点滴用の静脈注射の針が固定され、生理食塩水５００㎖の袋に接続された。こうして、ベッド脇に置かれた生体機能監視モニター装置の画面に心電図、酸素飽和濃度、呼吸、血圧の曲線が映し出された。この一連の作業は２人の看護師による連携作業でスムーズに行われ、入室から15分経過した。ここまでで、発症してから２時間35分が経過した。

すでに血栓溶解剤を充填された注射器がベッドサイドテーブル上のトレイに準備されており、中年の脳神経内科専門医がベッドサイドに待機している。

「先生、全て準備が整いました。入室以来バイタルに変化ありません、脈は不整ですが、頻拍はありません、血圧、特に問題ありません。意識レベル3、疼痛刺激にわずかに反応する程度です」と、若い看護師が報告する。

「では、今から投与開始する。時間、21時25分、点滴側管に接続して」

20㎖注射器を輸液ポンプにセットし、ピストンがゆっくりと押され、薬液が静脈の中に注入される。医師はモニター画面を見ながら慎重に注入を続ける。

「血圧、問題ありません、脈拍82、不整です、サチュレーション、95％」と、看護師がモニター画面の数値を読み上げる。

「はい、2分経過、注入終了。では、残りは約60分で持続点滴で」と指示。

医師はしばらく患者に付き添って容態を観察していたが、ベッドを離れた。1人の看護師が、点滴の速度調整をしながら、経過観察のために付き添った。

付き添った若い看護師は手元に引き寄せたカートに置かれているデスクトップタイプのコンピューターにバイタルサインを入力しながら、横目で患者とモニター画面を見ている。注入開始から30分経過、特に血圧、脈拍、呼吸に変化がないことを確かめるとスタッフステーションで担当医師に電話で報告する。

「先生、5番ベッドの患者さん、t－PA注入後30分経過。特にバイタルに変化ありません」

「了解、では、しばらく経過観察してちょうだい。意識レベルに変化はないかな?」と、電話の向こうから問いかけられた。

「わかりました。まだ、反応はありません」と、答えた。

それから2時間経過した。この時間帯になると、3交代制の深夜勤務の看護師が準夜勤務の看護師と交代して、患者の観察とケアにあたることになる。

「こんばんは。お疲れ様。はい、一応、先ほど今夜の申し送りで患者さんたちの容態については聞いていています。この患者さん、今夜脳梗塞で入って来られたのね。その後の経過はどうなの?」と、先輩の深夜勤務の看護師が問いかける。

入室したばかりの先輩看護師のスクラブはまだしわ一つない。それまで看護にあたっていた若い看護師は、ほっとした様子で先輩看護師に目線をあわせて、軽く頭を下げて挨拶し、手元のコンピューター画面に目をやりながら、

「はい、今夜はご苦労様です。この患者さんは今のところ特に問題ありません。バイタルも安定しています。先ほど、当直の先生が来られて診察していかれました。t-PA後約3時間半の時点で、なんとなく疼痛刺激に反応があるみたい、と言われました。今後観察を続けるようにとの指示でした。よろしくお願いします。データはここに入力しています」とカートのコンピューターを指しながら、患者のそばをそっと離れ、深夜勤務看護師と交代した。

こうして、入院1日目の夜が過ぎていった。

翌朝、7時になると、主治医となる若手の脳神経内科専門の医師が診察に現れた。すでに、入力された電子カルテのデータに目を通していた。入院以来のデータは頭に入れていたが、改めて丁寧に神経学的な検査をし、深夜勤務の看護師に、

「少し、神経学的に反応がありそうだね。かなり希望が持てそうだ。でもあと3日は十分な観察が必要だね。よろしく頼みますよ」と言ってベッドを後にした。

10時、家族の面会時間になるとICU前室のカンファレンスルームに待ち受けていた娘夫婦にICU主任看護師を伴って主治医が入室してきた。

「おはようございます。昨夜はご心配だったでしょう。今朝診察してみましたところ、少し反応が出てきたみたいです。うっすらと目を開けられて、意識が戻ってきているような印象でした。今のところ、血圧や呼吸も安定しておられて、脳出血などの副作用は出ていません。しかし、まだ、予断は許されませんので、しばらくこのICUで観察を続けます」

主任看護師は主治医の話にうなずきながら、

「ご心配でしょうが、今先生が言われたように、昨夜は安定したご様子でした」と続けた。

娘は、その言葉を受けて、主治医に目をあわせて、

「ありがとうございます。昨夜はどうなることかと心配で眠れませんでしたが、先生のお話をうかがって、少しほっとしました。でも、先生、本当に回復するのでしょうか?」と、夫の方に同意を求めるような様子を見せながら尋ねた。

「そうですね、はっきりしたことは申し上げられませんが、お母さんの場合、発症されてからかなり短い時間内で血栓溶解治療を開始することができましたので、回復する可能性は高

いと思われます。今までの統計によりますと、早期に血栓溶解術を受けた患者さんのうち約40％の方は回復して、特に重い後遺症は起こらないと言われています。お母さんの場合、今まで特に病気をされたこともなく健康で過ごしてこられていますし、それに血液検査でも異常は認められませんでしたから、かなり希望がもてるかもしれません。ただし、これはあくまでも統計上の話で、お母さんの場合、回復する40％の人の群に入るかどうかは、わかりません。医学には常に不確定要素がつきまとうわけで、その点はご了解ください。主治医としては、なるべく希望的な立場に立ちたいのですが…」と言って、2人に目線をあわせた。

「はい、わかりました。先生のお立場もよくわかります。でも、何とか助かるようにお願いいたします」

「ここＩＣＵではそれぞれ専門分野の医師たちが総合的な立場から患者さんの治療にあたっています。万全の治療体制でお母さんのケアにあたります。しばらくの間ＩＣＵで経過観察を行います。ご安心ください」と答え、看護師と共に退出した。

意識回復の兆しが見えた

発病後3日が経過した。朝7時、ＩＣＵでは慌ただしい1日の始まりとなっている。5番ベッドに寝ている患者は規則的な呼吸で、白い掛け布団がかすかに揺れているのが見える。担当の看護師がベッドサイドのモニターを見ながら、手元のコンピューターにデータを入力した。何気なく振り返ると、患者の様子に変化が現れていることに気が付いた。瞼《まぶた》がかすかに動いているのだ。

「原田さん、原田さん、聞こえますか。目が覚めましたか?」と、耳元で語りかける。ベッドに手を伸ばして患者の左手にそっと手を置き、少しさするように動かした。すると、患者の左瞼が痙攣《けいれん》気味に動いて、半開きになったのである。

「原田さん、気が付きましたね。お話はできますか? 目を開けてください、そうそう、見えますか?」と呼びかける。患者の口元に動きが認められる。ICUに入室以来、右側の口角がやや下がり気味だったのだが、少し回復しているようにも見える。

「ううう……」と、言葉にならないくぐもった声が漏れる。

「聞こえますね、原田さん、私の手を握ってください」と言いながら左手に握手を促すように手を添えた。すると、問いかけに反応して、弱々しいが握り返す。

そこへ、昨夜の当直医師と主治医とが朝の回診で患者のベッドに立ち寄った。

「先生、患者さん、意識が戻ったようです。声掛けに反応があります。昨夜からバイタルに変化ありませんでした。先ほど、開眼、ありました。偏視も認められません」

主治医はすぐに患者の傍により、神経学的検査を行った。

「原田さん、わかりますね？　少し検査をしますね」と、看護師に目配りしながら、掛け布団を広げて、検査にとりかかった。

「右上下肢の麻痺はまだ残っている。不全麻痺の状態、発語、不明瞭、構音障害あり、意識レベル、混迷だが、確かに回復している。良い兆候だ」と、看護師に告げる。

「あと1日、経過を観察して、特に出血などの副作用がなければ脳神経内科一般病棟に移します。病棟主任さんに伝えておいて」そして、若い当直医に向かいながら、

「昨夜はご苦労、特に問題なかったようだね」と労った。


その日、午前中の面会時間が許される10時には、すでにICUの前室の待合室に4、5人の患者家族が待ち合わせていた。脳梗塞患者の娘もその中の一人で、スマートフォン片手に、心配顔で座っていた。しばらくすると、

「古田さん、先生の説明がありますから、カンファレンスルームにお入りください」と、促される。すぐに立ち上がり看護師の後に従いカンファレンスルームに入った。

カンファレンスルームには主治医が待ち受けており、娘に軽く会釈をする。

「どうぞ、おかけになってください。朗報です。お母さんは意識を取り戻されました。今朝、診察しましたところ、麻痺と構音障害、つまり言葉が出ない、お話ができない状態は残っ

ていますが、特に脳出血などの副作用はなく、順調に回復しておられます。よかったですね。このまま、しばらく経過を見ていきますが、ＩＣＵから一般病棟に移ることになります」

「ありがとうございます。よくなってきたのですか、少し安心しました。でも、話ができないとか麻痺とかは治るのでしょうか？」と、真剣な眼差しで医師に向かう。医師は目線をずらし、

「ご心配のことはよくわかります。現在のところ、回復に兆しが見えたばかりのところで、今後の見通しについてはまだはっきりとはお伝えできません。でも、これからの経過次第では、完全に元のお母さんに戻られることも可能でしょう。一方、積極的なリハビリテーションにより、完全とはいかないまでも、お話ができたり、歩くことも可能になるでしょう。これからは医学的治療というよりは、理学療法、つまり、リハビリテーションが主な治療となります。一般病棟に移り、早速リハビリテーションを開始します」

娘の顔にはうっすらと一筋の涙が浮かんだ。

「よかったですね。これから一般病棟に移り、リハビリに専念されてお母さんの回復に期待しましょう。では、明日中に一般病棟にお移しします、お部屋のこととか一般病棟の方と調整しますので、しばらく、お待ちになってください」

看護師が娘の肩に触れて、カンファレンスルームの出口に促した。

ここで患者さんは４日間のＩＣＵでの集中的な治療、観察の後一般病棟に移ることになった。

では、ＩＣＵでの入院費用はどのくらいかかったのだろう？

ICU入院費用（特定集中治療室管理料）

厚生労働省は２０２０年診療報酬改定にて、重症患者の集中治療室入室後の管理料金について改定しており、それぞれのＩＣＵの規模・規格（厚生労働大臣が定める施設基準）に応じて管理料金が定められている。公立の大病院や地域医療の中核を担う大病院では施設は十分に整っており、特定集中治療室管理料１（看護師体制２対１、２人の患者に対して１人の看護師）を適応することができる。前にも述べたように、入院後７日以内の期間であれば１日あたり**１万４２１１点（14万２１１０円）**、８日以上14日の期間では**１万２６３３点（12万６３３０円）**である。

この患者の場合４日間の入院であるから**56万８４４０円**となる。さらに、脳梗塞急性期管理料（入院初日より48時間以内に限る）**１万８０００点（10万８０００円）**を加算することができる。したがって、この加算料金を加えると、**67万６４４０円**となる。これはあくまでも入院料金であり、これにさらに４日分の薬価代金、看護処置代金、人工呼吸器などが加算されると、２日目以降１日あたり約２～５万円の経費がかかることになる。仮に１日３万円とすると、加算される費用は３日分で９万円、合計、**約75万円**となる。患者として支払う金額は１割負担の場合、**7～8万円**となる。つまり、4日間のICU入院だけで、これだけの費用がかかったのだ。さらに、今後一般病棟に移り、リハビリテーションを受けながら、長期入院となれば、どのくらいの医療費がかかるのだろう?

翌日、脳梗塞の患者原田さんは一般病棟へ移ることになった。

第2章

一般病棟への転病棟

―急性期病棟―

入院患者と家族の不安 ―どうして2週間で退院させられる?―

　ここは急性期の一般病棟から患者を受け入れる「療養病棟」のある病床数199床の、中規模ではあるが十分設備の整った個人経営の総合病院である。

　1階の外来診察室が並ぶ奥の一角にある3坪ほどの部屋には「カンファレンスルーム」という表札が掲げられている。楕円形の円卓には、初老の医師、中年過ぎの看護師長、若手のリハビリテーション理学療法士、薬剤師、栄養士、地域連携室係たちがすでに席についている。そこへ病棟係の看護師が新たに入院してきた家族を案内して入室してきた。それまで席についていた病院側のスタッフが立ち上がり、50歳代の夫人とその夫と思われる男性に挨拶して着席した。地域連携室係の女性が、家族に向かって会釈をしながら、

「どうぞ、おかけください。これから患者様ご入院時の入院カンファレンスを始めます。まず、こちらに座っている病院のスタッフについてご紹介します」と促すと、それぞれが立ち上がり自己紹介をすませた。それまで、黙って座っていた患者の家族は頷きながらそれぞれスタッフに目線をあわせた。スタッフ紹介が終わるとすぐに、口火を切ったのは女性の家族である。

「これから色々とお世話になります」とひと呼吸あけ、声の調子を上げながら、

「先生、どうも腑に落ちないことがあるのです。こんなことをいうと入院したばかりで失礼かもしれません。母は元々脳梗塞を患っていたのですが、かなり回復して老健施設で暮ら

していました。ところが、急に肺炎になり市民病院に救急車で運ばれ、かなり重症な肺炎だということでしたが、一命を取りとめたようで少しは落ち着いたところで安心していました。ところが、2日前に若い主治医の先生と病棟主任の看護師さんから今後の治療方針について説明があり、明日退院して病院を移ってくださいと突然言われたのです。そして、こちらの病院を紹介されたのです。市民病院に入院してわずか2週間しか経たないし、それにやっと熱も下がり、少しは落ち着いた様子なのに、もう、退院してくださいとは、まるで追い出されるようじゃありませんか」と語気を強めて早口で話し始めた。

「そりゃあ、病院の事情か何か知りませんけど、老人は早く病棟から出ていけとも言わんばかりではないですか。いや、こちらの病院に不満があるわけではありません。2週間で追い出されるようにして病院を移らなければならないことがどうしても納得できないのです」と言って医師に向き合った。その言葉を受けて、

「そうですね、ご不満とご心配はよくわかります。少し病状がよくなられたばかりなのに、他所の病院へ移れと言われれば、不安になるのは理解できます。患者様の場合、先方の病院の主治医より詳しい診療情報提供書が届いておりますし、お母様の状態につきましては十分理解しております。検査の結果、炎症反応もかなり改善しておられ、胸部レントゲン写真、CT検査映像など、全てこちらに情報を提供されています。今後の治療方針につきましても、

先方の主治医とも相談して十分な治療を継続していきます。ご安心ください。私どもの病院は急性期の病気が回復傾向にあり、特にＩＣＵや急性期病院のような集中的な治療を必要としない患者様を受け入れる『一般病棟』、『療養病棟』と『回復期病棟』を備えています。急性期の病院の役割を引き継ぐ体制を整えた病院で、それぞれの病院が互いに連携して患者様の治療にあたるシステムになっています」

それまで医師の話に耳を傾けていた夫の方が今度はまだ納得のいかない様子で話し始めた。

「今のお話を聞いて、確かに先生が言われることは頭では理解できるのですが、どうも、感情的には納得がいきません。やはり、向こうの病院でもっと安心できるくらいまでちゃんと治療をしてもらえなかったのでしょうか？　患者家族としては早く病床を空けるために追い出されたように思えるのです。決して、こちらの病院に不満があるのではありません。先生のお話では、こちらでも、納得のいく治療をしていただけるとのことで安心しましたが・・・」

と言葉を濁した。

「ご家族のご不満な点は理解できます。これは、わが国の医療制度の決まりでして、つまり、市民病院のような規模の大きい病院ではそれぞれ専門の診療部門、例えば循環器科、泌尿器科、産婦人科、それに消化器外科などの診療科が揃っていて、専門的立場から急性期の病気の患者さんの治療にあたっています」とひと呼吸入れて、続けた。

「そのため、看護師の人員、病棟の診療設備などいろいろと厚生労働省が定める基準にしたがって設備が整っていて、それに見合う診療報酬が決められています。つまり、繰り返すようですが、一般病棟では急性期の患者さんの治療に重点がおかれていて、特に濃厚な治療を必要としない回復傾向の患者さんは、次の慢性期あるいは回復期の病棟や病院に移って治療を継続するという仕組みになっています。そういうわけでお母様の場合、症状も安定してこられたので、次のステップのリハビリテーションを中心とした医療を継続して体力の回復に努めていくことになります。なるべく早い時期にリハビリテーションを始めることが大切だと思います。こちらの病院では専門のリハビリテーションの療法士がお母様の治療ケアにあたります」2人の家族にそれぞれ目線をあわせて話を終えた。

しかし、患者家族には納得した様子は見られなかった。

その後、看護部、栄養部、薬剤部、リハビリテーション部のスタッフからの説明があった。

一般病棟の診療報酬は患者の入院日数によって減額される?

ここで、一般病棟の仕組みについて説明しなければならない。(図3)

まず、一般病棟の入院基本料はそれぞれの病院の施設規模と地域、さらに入院日数によって異なるのである。

２０２０年の診療報酬改訂の場合、地域一般入院基本料と急性期一般入院基本料に大枠分けられている。地域一般入院基本料の場合、看護体制が15対1と13対1（1人の看護師が15人あるいは13人の患者を受け持つ）の入院料は3段階に分かれている。一番入院料が低い地域病院の場合、区分：入院料3、看護体制（15対1）では、**1日あたり、988点（9880円）**、続いて区分：入院料2、看護体制13対1では、１１５３点（1万１５３０円）、つまり、1日あたり、病院に入る入院診療報酬は**1万円から1万２０００円**なのである。これは、ビジネスホテルの料金に近い。では、規模の大きい中核病院の急性期一般入院の場合はどうだろう？

急性期一般入院基本料は看護体制、看護の必要度、施設規模、医師数と入院日数によって7段階に分けられている。看護体制10対1配置の最低の基本料（これが基準となる料金）は平均在院日数21日以内であれば、１３８２点／日（約1万４０００円）であり、この基本料を基準としてそれぞれの病院の規模、診療体制に従って加算できる仕組みとなっている。それぞれの病院は厚生労働省の診療報酬基準に厳しく規定された基準に従って届出を出して、初めて、それぞれの入院料1から7段階で診療報酬を受け取ることになっている。

例えば、地域医療の中核をなす市民病院のような規模の大きい、しかも総合的な診療科目を揃え、看護必要度の高い病院の場合、基本料1、看護体制7対1、医師数入院患者の

100分の10以上で、平均在院日数18日以内であれば、看護の必要度に応じて約31％が基本料に加算され、**1650点／日（1万6500円）**となる。しかし、平均入院日数が18日を過ぎると、基本料の 1382点に減額されることになる。つまり、病院側にすれば、1日約2700円の収入減額となるのだ。平均入院日数は、病棟に1カ月入院している患者の日数の総日数を入院患者数で割った日数であるから、重症で18日以上比較的長期入院加療が必要な患者の治療にもあたらなければならない。したがって、回復傾向にある患者の場合、できるだけ早期に退院してもらい病棟の平均入院日数を18日以内に収め、入院基本料への加算額の減額とならないようにする経営上の判断が働いているのだ。前に述べた肺炎の患者の場合、すでに回復傾向にあり一般病棟での濃厚な治療を必要としなくなったとの判断のもとに、2週間での退院ということになったのである。

では、なぜ市民病院のような公立の病院が、患者にとっては納得のいかないような経営上の処置を取らなければならないのか考えてみよう。

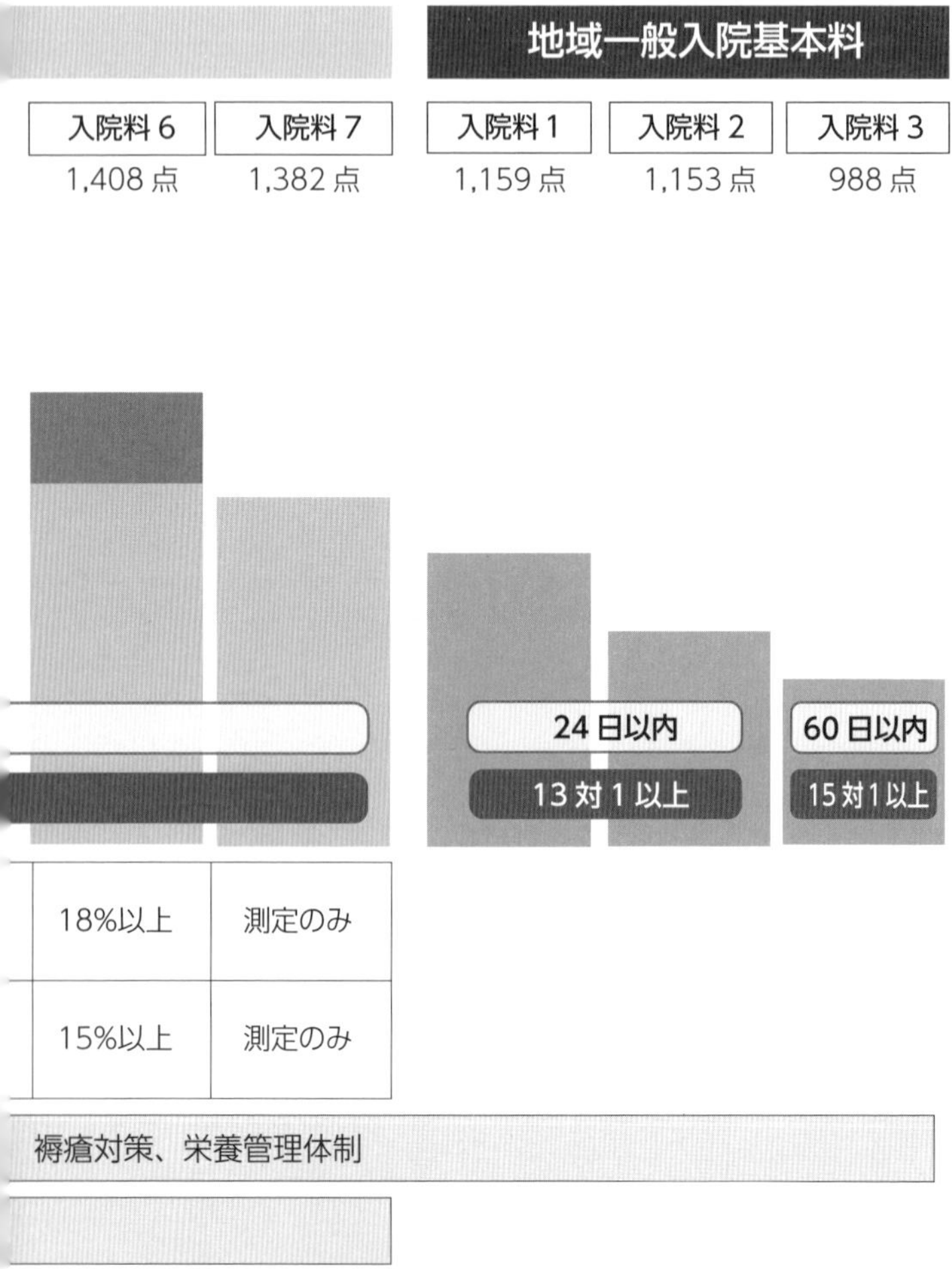

2021年3月末まで)経過措置
この場合、2020年3月末時点で入院料1、2の届出病棟は※2、

一般病棟入院基本料

急性期一般入院基本料

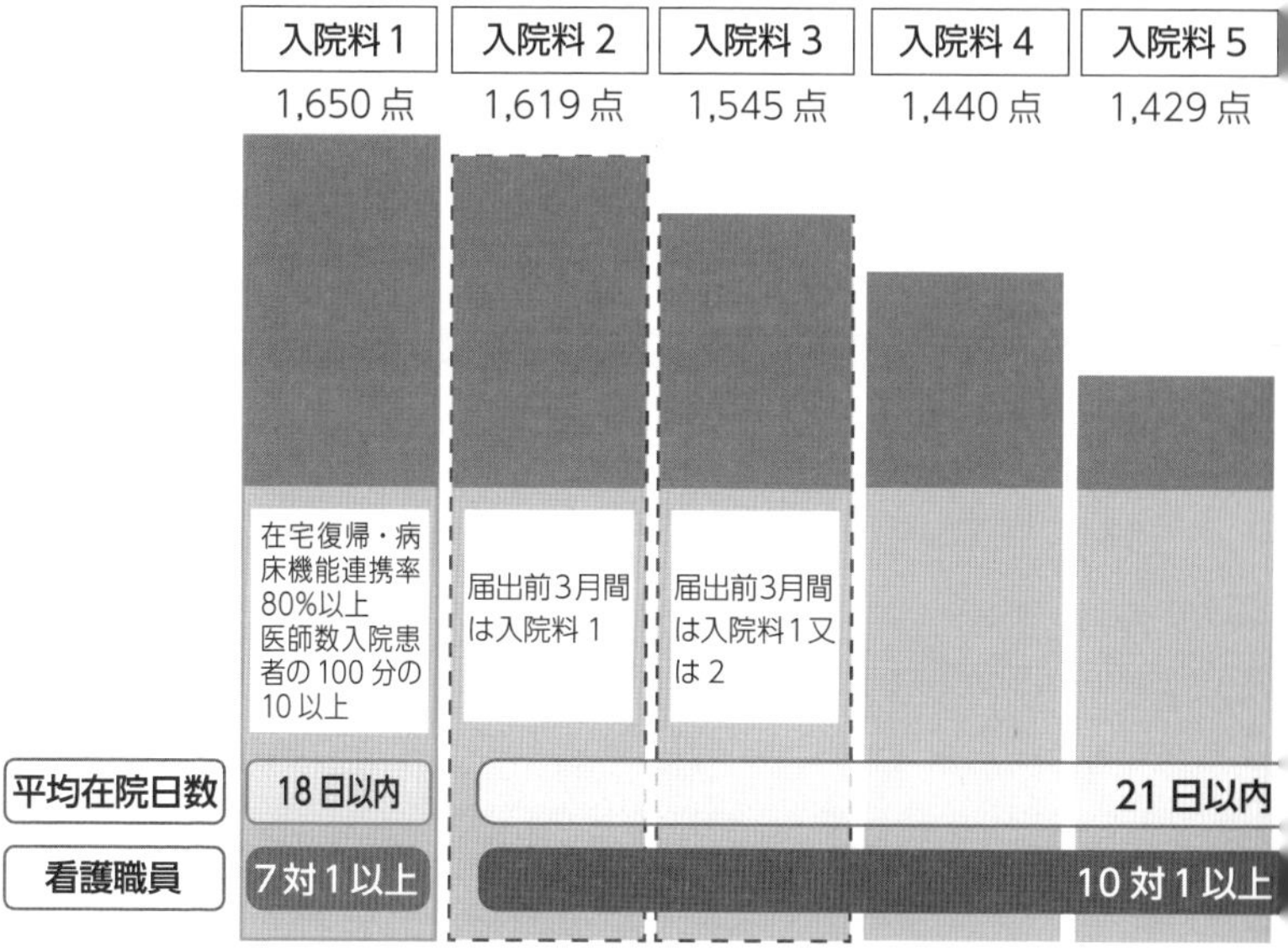

重症度、医療・看護必要度の基準を満たす患者割合※1	Ⅰ	31%以上	28%以上(26%以上)※2	25%以上(23%以上)※3	22%以上(20%以上)※4	20%以上
	Ⅱ	29%以上	26%以上(24%以上)※2	23%以上(21%以上)※3	20%以上(18%以上)※4	18%以上

【入院料の通則】入院診療計画、院内感染防止対策、医療安全管理体制、

【一般病棟入院基本料の加算】ADL維持向上等体制加算

※1：2020年３月末時点での届出医療機関は同年９月末まで（入院料４については
※2～4：許可病床200床未満の病院では2022年３月末まで（　）内の基準とする。
同じく入院料１、2、3の届出病棟は※3、同じく入院料４の届出病棟は※4とする。

（図３）一般病棟入院基本料

赤字経営に悩む国公立病院―経費削減に取り組む―

前にも述べたが、わが国では病院数の約8割が私的経営の民間病院であり、公立の病院は2割程度にとどまっている。まず、国公立病院について説明しよう。

病院は公立病院、公的病院、民間病院の3つのカテゴリーに分けることができる。

（1）公立病院とは、国立病院（現在はほとんどが、国立病院機構、国立、独立機構大学附属病院）、都道府県立、市町村立病院がこれにあたる。

（2）一方、公的病院とは、日本赤十字病院、社会福祉法人恩賜財団済生会病院や、医療法に限定列挙されている地方公共団体の組合病院、国民保険団体連合病院、厚生農業協同組合連合病院がある。

（3）民間病院は上記以外の医療法人や、個人、株式会社によって開設された病院で、国民の身近に存在している。

具体的には、国全体の病院の数は約8700、そのうち、国立は約300、自治体病院は約1000であり、民間病院が7000である。国公立病院数としては、全体病院数の約1・5～2割である（病院数は年度によって異なっている）。

なぜ国公立病院が少ないのだろうか？

歴史的にみれば、明治維新後、医療の中核は漢方医、新制度により医学校で西洋医学を学んだ民間の開業医が中心であり、公的な病院といえば、国立や県立の医学専門学校、医科大学、国立大学医学部附属の病院であり、そのほかわずかに県立病院があったに過ぎない。

戦後の復興期には公的医療機関の整備に重点が置かれて推移してきた。当時の厚生省の医療審議会では公的医療機関を中核とした医療整備を図り、公立病院を中心に他の医療機関と連携を保つことによる新たな医療体制の確立を提案し、整備を進めていった。その後、経済が復興するに従い、私的病院や診療所の数が増え、1960年代になると公的病院の病床規制方針が打ち出され、私的医療機関を優先する施策が明確となったのである。その結果、現在に至るまで横ばいの傾向が続いている。

ここが、わが国の医療制度が他の先進諸国と異なっている点である。例えば、ドイツあるいはイギリスでは医療提供は、当然のことながら「国民の福祉を担う公的事業」と位置づけられており、総合病院はすべて国立あるいは公立である。私的病院は極めて数が限られている。このように医療提供に対する考え方が、わが国とは異なっているのだ。

さて、ここから本題に入る。総務省自治財政局が発表した「公的病院の経営状況―2018年度決算―」がある。この報告書によれば、「公立病院改革ガイドライン」を示した2007

年度には2300億円の赤字が生じ、全公立病院の7割以上が赤字となっていた。その後経営改革などの取り組みによって2010年から2012年にかけて黒字化する病院が増え、全公立病院の半数が黒字化した。しかし、2013年度に再び経営損益が赤字となり、2015年の「新公立病院改革ガイドライン」に基づき、公立病院側はプランを作成したが、依然として全病院のうち、約6割は赤字経営となっている。2018年度決算については、料金収入等医業収入は増加しているが、職員給与、医業費用も同時に増加しており、経営収支は横ばいであり、多額に上る累積欠損金など厳しい経営状況が続いている。

現実には総務省自治財団政局編「2017年度 地方公営企業年鑑」をもとに民間企業が作成した2017年度公立病院「純医療収支」ランキング表を見ると、統計に示された全病院数、776病院中、黒字経営病院はわずか20病院でしかない。中には、収支決算の50%が赤字という病院もある。この赤字の分はすべて公共団体により補填されているのである。このように赤字続きの公立病院の経営を支えてきたのが、地方自治体の一般会計や他の特別会計からの財政支出によるものである。

医療資源が限られた地方の公立病院では、必然的に医療提供は「公的」性格を帯び、採算性は度外視されることになる。とはいえ、病院経営側にあっては不採算部門を全て税金により補填してもらうわけにもいかず、それなりに経営努力をして赤字部門を解消するために努める必要があるのだ。

しかし、公的病院の赤字体制には構造的な問題があり、医療従事者は原則として公務員であり、時に合理的人員配分が困難、人員整理が難しい、単年度予算運営など、つまり、経営資源である「ヒト、モノ、カネ」などにさまざまな制約があるのだ。

さらに、都市部においては公立病院といえども民間の規模の大きい医療設備の整った病院と競合関係にあり、患者の分散が生じている場合がある。民間病院が多い地域では、人口の減少が重なって、患者数の減少に繋がり、収入減となる傾向がある。

このような事情を抱えた「市民病院」では、患者や家族にとって、理不尽あるいは不安な状態であっても、軽症、回復期状態と認められた場合、経営状況の問題から早期退院を迫られるのである。

一般病棟での医療提供の標準化

さて、集中治療室から一般病棟に移された脳梗塞の患者、原田さんはどうなったのだろう。ここは20床の脳神経内科・外科病棟である。総合病院の規模としては300床であり、地域の中核病院で、看護師の数は多く、1人の看護師に対し5人の患者受け持ち体制（5対1）である。

3階の病室はスタッフステーション（あるいはナースステーション）を中心に東病棟と西病棟、それぞれ20床ずつの病床室がある。基本的には1病室あたり4人の患者を受け入れる一般病室であるが、個室、特別個室が設けられており、4人部屋以外は、その病院の規模、設備に応じて、差額ベッド料金が決められている。地方の公立病院であれば、差額ベッド料金は1日あたり1〜2万円であるが、都市部の設備の整った大病院になると、高額な差額ベッド料金が決められていて、場合によっては高級ホテルの1泊料金に匹敵する料金が設定されている（3万5千円〜5万円）。

原田さんは14時にちょうど空床となっていた女性4人部屋に入室となった。

ICUからの看護師と看護助手が原田さんを乗せたストレッチャーを押して3階西棟の2号室に入ると、すぐに待ち構えていた病棟看護師と一緒に、原田さんをベッドに移した。そこで、患者の状態を確かめた後、スタッフステーションへ移り、これまでのICUにおける病状説明と看護方針について通常通りの患者引き継ぎ業務を行った。

「患者さんは、昨日から意識レベルが回復傾向にあり、こちらからの問いかけに反応があります。今のところバイタルは安定しています。今後よろしく」予め患者情報については電子カルテを通じて情報を共有していた一般病棟の看護師は、挨拶を交わし、

「わかりました、ご苦労様です」と答えて、ステーションを後にして、2号室の患者のところに向かった。

「原田さん、わかります？　今日からお世話をする看護師の田中です。よろしくお願いしますね。では、ちょっとお熱と、血圧を測りますね。ごめんなさい、では」と言って、体温計を患者の脇にそっと差し入れ、右腕に電子血圧計のマンシェットを巻き付けた。左人差し指に経皮酸素飽和濃度を測定する「パルスオキシメーター」を付けた。

「原田さん、聞こえますね、眼を開けてください、握手しましょう、どうですか？」と呼びかけながら、掛け布団を少し持ち上げて、左手を握った。するとかすかな反応があり、左手の指がそっと動いたのである。

「あら、そうです。わかりますね、これから私たちがお世話をします。まずは、リハビリを頑張りましょうね。大丈夫きっとよくなりますよ」と励ました。すると、それまで瞑《つぶ》っていた眼が開き、頷《うなず》くように目線をあわせたのである。

「わかりましたね、よかった。お熱、36度3分、血圧、130の70、酸素飽和濃度、95％、問題ありませんよ。よかったですね」

こうして、原田さんの一般病室での1日目が始まった。

一般病棟に移されてしばらくすると、担当の看護師が午後の検温、バイタルサインを採るために病室を訪れた。

「原田さん、よろしくお願いしますね。気分はどうですか？　今からお熱を測りますね」

声掛けしながら、患者の様子を観察し、血圧測定をする。

「あらあ、目が覚められましたね。えっと、お話できます？」

するとすぐに看護師の声に反応して、何とか口を動かそうとしながら、目線をあわせようとする。

「そうですか、何かお話したいのですね？　よかった。よかった。お薬が効きましたね」

血圧測定用のマンシェットをそっと外し、カートに乗っているコンピューターに今測定したばかりのバイタルサインを入力する。

「原田さん、今日からあなたの入院中に行う治療やリハビリテーション、それに生活上の注意を書いた表を貼っておきますね」一枚のA４版の表をベッド横のクローゼットに貼り付ける。そこには、「脳梗塞クリニカルパス№１」とゴシック文字で表題が記されている。

「今日、午後からこちらへ移ってこられたので、この病棟では入院第４日目となります。今日は採血検査の予定が入っていますので、採血しますね。これからどんな検査や治療があるか日ごとに表に書いてあります。今はお読みになるのは無理ですけど、ご家族がみえた時、ご家族にも今後の治療方針や計画がわかるので安心されるのではないかと思います」

「今日は、まだお食事がとれないので、点滴の指示が出ています。後でリハビリテーション担当の理学療法士が来て原田さんの状態を診察しますね。飲み込みができるといいのですが」

何とか、左手を動かす様子を見せながら、口元を動かす動作を繰り返した。

クリニカルパスとは?

患者に対してどのような医療を提供するか、医療側より具体的に説明し、納得してもらうように導入されたのが、「クリニカルパス」という、いわば「医療の工程表」である。2000年頃から、患者に対する「インフォームド・コンセント」(説明と同意)の導入、診療情報開示(カルテ開示)が行われるようになった。これと同時に、効率的に最善と思われる医療を提供するために導入されたのが「クリニカルパス」である。日本クリニカルパス学会のホームページによれば、

「患者状態と診療行為の目標、および評価・記録を含む標準診療計画であり、標準からの偏位を分析することで医療の質を改善する手法」と定義づけされている。

多くの病院で採用され、それぞれの病院が効率的に運用できるように形式が工夫されている。クリニカルパスには日々の患者の状態と治療目的が明確に記されている。(図4)

脳梗塞（Aコース）

5日目	6日目	7日目	8～13日目	14日目
状態に応じて検査が入ります				
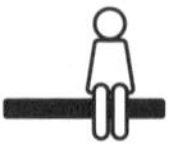 座る練習	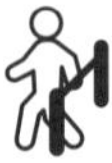 立位・歩行練習			
状態に応じて、ポータブルトイレ・病棟トイレを使用します				
をします	リハビリ室でリハビリをします			
	シャワー 	入浴可 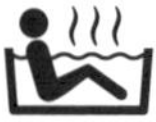		
		栄養士による栄養指導があります 		
		薬剤師による服薬指導があります		
退院・転院についての説明があります。				

担当医：　　　　　　　　担当看護師：

様　入院治療計画書

	入院日	2日目	3日目	4日目
検査	心電図　CT　x-p 血液・尿　x線写真　脳CT　心エコー 心電図　頸椎部神経超音波	MRI 頭部MRI　経食道心エコー　血管造影 脳血液シンチ　24時間心電図		
安静度 (動ける範囲)	ベッド上安静	30°アップ可	60°アップ可	90°アップ可
排泄	ベッド上で尿器・便器を使用するか、必要に応じて尿の管を入れます。		→	→
リハビリ	リハビリの医師の診察があります		ベッドサイドでリハビリ	
清潔	毎日 月・火・木・金 清拭			
食事	主治医の許可があれば開始します	状態により経管栄養・特別食になります		
点滴・薬	持続的に点滴をする場合もあります	現在飲んでいる薬があれば看護婦に預けてください		
説明	病気・入院治療計画について主治医が、入院生活について看護婦が説明します			

※状況に応じ、計画は変更されます。ご質問があればスタッフへお問い合わせ下さい。

（図４）脳梗塞クリニカルパス
Ａコース（患者・家族用）【脳卒中 24：4（2002：12)】

例えば、電子カルテが導入されて以来、「パス」の記述が詳細になり、看護記録で、「目標」を離床できるとした場合、これに対して「観察」では、バイタルサイン、痛み、苦痛、四肢の状態、気分、意欲などの項目があげられる。「介入」では離床の説明、ベッド調整、座位介助などの予定が記入されている。このように看護面での具体的な看護行為が明らかにされており、「パス」で計画された内容が妥当であるかを検討することができる。

このように、本来「パス」は、看護面に限らず、それぞれの職種においても作成する標準診療計画書であり、医療内容、行為の標準化、工程化、効率化、チーム医療の促進化、リスクマネジメントに効果的であるとされて運営されている。

市中肺炎の「クリニカルパス」について見てみよう。まず、入院初日（病日1日目）には、臨床上の症状として、（1）発熱、咳嗽《がいそう》（咳）、喀痰《かくたん》、胸痛、呼吸困難、胸部聴診副雑音を認め、（2）レントゲン検査にて浸潤陰影を認めた上で、（3）経口摂取不良、脱水のため補液が必要、（4）呼吸不全のため酸素吸入が必要の場合、入院となる。

入院後、喀痰検査、血液検査のための採血、心電図、呼吸、酸素飽和度、血圧が表示されるモニターが付けられる。

入院初日は点滴による補液、抗生剤投与、酸素吸入

2日目、状態によって嚥下《えんげ》機能・運動機能評価

3日目、血液検査、胸部レントゲン検査、補液、抗生剤点滴投与継続
5日目、血液検査、胸部レントゲン検査、病態により食事摂取可能、安静
9日目、胸部レントゲン検査
10～13日目、病態改善すれば退院

おおむね、発病から10日以内で一般病棟から退院の運びとなる。

クリニカルパスが導入される前の2000年初期では、肺炎による平均入院日数は33・1日と長期にわたっており、当時の国民医療費約1・6％が肺炎の診療に消費されており、その大部分が入院費用に用いられていた（日本呼吸器学会誌2000年）。現在のクリニカルパス導入により標準的治療が可能となり、患者にとっても入院費用の減少に繋がり、医療経済上でもいかに有用であるかがわかる。


原田さんの様子を見てみよう。

一般病棟に転病棟して5日目になった。朝6時に夜勤の看護師が4人部屋の病室を訪れた。それぞれの患者たちのバイタルサインを採って、最後に原田さんのベッドに近づいた。点滴の残量チェックをしながら、

「原田さん、おはようございます。お目覚めですか？　いかがですか？　お熱を測りますね」

そっと、患者の手を触れる。それまで静かな寝息を立てていた原田さんは、目覚めた様子で、はっきりと眼を開き、看護師に目線をあわせた。前日まで右眼はほとんど動かず左に瞳孔が片寄っていたのだが、両眼が明らかに看護師の方に向いていたのである。

「あれっ、原田さん、わかりますね。お話、できます？　おはようございます」

右手を握りながら、問いかける。すると、

「おおーは、・・よおお・・」と、くぐもった声ではあるが、明らかに声が聞こえたのである。

「おはようございます、お話ができますね。では、握手をしましょう。そう、力を入れてみましょう、はい、いいですよ」か弱いが明らかに指先が反応した。

バイタルサインの観察をすませた看護師はそっと掛け布団を開けて、両脚の具合を調べ、それまで麻痺していた右脚が動くことを確かめ、足の腫れ、痛みなどの一通りの検査をすませて、所見をコンピューターに記録した。発症5日目に回復の兆しが見え始めたのである。

8時、2年目の研修医を連れた主治医が病室を訪れた。主治医は40歳近くのベテラン医師で脳神経内科専門医、指導医の資格を持っている。2年目の研修医はすでに脳神経内科医として修得しなければならない知識は十分に備えている。2人の医師はすでに、昨夜の看護記録に目を通しており、原田さんの病状についての概要を把握している。しかし、病棟カンファレンスの前に受け持ち患者の病態を十分把握しておかなければならないのだ。研修医が主治医に向かって声をかけた。

「先生、原田さん、この患者さん、回復傾向が見えるようです。いやー、血栓溶解療法が効いたみたいですね」

「確かに、今朝の看護記録を見ると意識も回復しているようだし、発語もあるようだな。では、君、神経学的検査をやってもらうかな」

「はい、わかりました」と答えて、ベッドに近づいた。原田さんはそれまでに、医師の気配を感じて眼を開き、医師たちの方に首をかしげていた。研修医がベッド横に立ち、まず声をかける。

「おはようございます。聞こえますね、いかがですか?」と、少し前かがみになりながら尋ねる。

「おおーは・・よ・・ご・ざいい・・ます」研修医に目線をあわせながら答える。

「私たちがこれからお世話します、私は五島と言います。こちらがあなたの主治医の吉川先生です」主治医は研修医の横に立ち、会釈をしながら、そっと右手を伸ばして患者の右手のあたりに手を添える。

「原田さん、わかりますね。よかったです。原田さんの頭の中の血管に小さな血の塊が詰まっていたのですよ。それで、脳の一部に血液が流れなくなり、意識がなくなったのです。幸い、ご家族がすぐに救急車を呼ばれてこの病院に入院されたのです。脳の血管が詰まってから時間が経っていなかったので、薬で血の塊を溶かす治療をしました。お陰で小さな血の塊は溶けたようで、脳に血液が流れるようになりました。よかったです」

まだ十分に意識が戻っていないかもしれないとは思いながら、右手を握り、優しく語りかけた。すると、患者の眼にうっすらと涙が浮かぶのが見えた。

「ああ、少しわかりますね、きっとよくなりますよ」研修医に目線を移し、

「では、診察を始めよう」と促した。

「原田さん、今から、ちょっと体がどのくらい動くかの検査をします。午後から早速リハビリを始めますね。それに、食べ物が飲み込めるかの検査をして、飲み込みがよければ早速少しずつお口から食べてもらいます」

「せん・・っせ・・わかり・ました」

それまで下がっていた口元が動き、主治医の手をかすかに握り返す様子を見せたのである。

早朝の回診が終わり、医師たちはベッドを離れた。朝の病棟カンファレンスが終わると、研修医が原田さんの病状を電子カルテに記入すると同時に、点滴の処方、薬の処方、血液検査、リハビリテーション処方、嚥下機能検査の処方をそれぞれの項目ごとにインプットして、主治医の承諾を求めた。すでに、1年半の研修を終えた身にはほとんどルーチンの仕事であり、

入力項目に問題はなかった。

「先生、この患者さんはいつも通りＤＰＣ／ＰＤＰＳ（診断群分類別包括支払い制度）適用にしますか？」電子カルテに入力しながら振り向いて主治医に尋ねる。

「ああ、いつも通りだ、特にこの患者には特別な処置や検査は必要なさそうだ。理学リハビリテーション、嚥下検査、発語訓練リハビリテーションも通常通りのスケジュールでいいかな。かなり経過はよさそうだし、他に今のところ検査値にも問題はないし、合併症もない」

こうして早速、午前中に早期離床に向けてベッド上でのリハビリテーションと午後から嚥下機能検査が行われた。

ＤＰＣ／ＰＤＰＳ（診断群分類別包括支払い制度）とは？
―1日あたりの診療報酬が一律に決められる―

一般病棟での報酬、つまりは診療対価としての病院側の収入源は、診療にかかった費用の総額である。従来方式ではこの診療項目ごとに料金を計算する方式が取られてきた。これを「出来高払い」という。これとは異なり、入院患者の病名や症状をもとに手術などの診療行為に応じて、厚生労働省が定めた診断群分類（約1万4000分類）に基づいて、

（1）1日あたりの金額（注射、投薬、処置、入院基本料など）と、

（2）従来の出来高払い（手術、麻酔、内視鏡検査やリハビリテーションなど）を組み合わせて医療費を計算する定額払いの会計方式が採用されている。

ちなみに、DPCとはDiagnosis Procedure Combination の略語であり、「診断病名」と「医療サービス」の組み合わせである。2010年には、Per-Diem Payment System（PDPS）「1日あたり支払い方式」が組み合わされた。（図5）

これには、さらに病院の機能に応じて決められる「病院機関別係数」（大学病院、国立病院など施設、医療人員が充実している病院など施設規模が異なる病院ごとに分類されて決められている）により、1日あたりの医療費が異なっている。従って、同じ診断、診療でも病院の規模によって医療費の総額が異なってくる。

この制度は2003年度から大学病院や国立病院など高度先進医療を行っている病院を対象に実施され、2004年度より一定の設置基準を満たした急性期医療を提供する病院にも適用されるようになった。

この制度導入により、無駄な検査や診療行為がなくなり、入院期間中に一定の標準的な診療行為が行われ、医療の適正化が行われるようになった。さらに、入院日数による包括部分の1日あたりの診療費は減額されることになったため、入院期間の短縮にも繋がることになった。

例えば、原田さんの脳梗塞の場合、入院3日までの包括部点数は1日あたり、**3649点**（3万6490円）、それを過ぎて10日までは**2678点**（2万6780円）となり、病院側に入る診療報酬としては1日あたり**7750円の減額**となる。それ以後入院日数23日まで（包括部分適応限

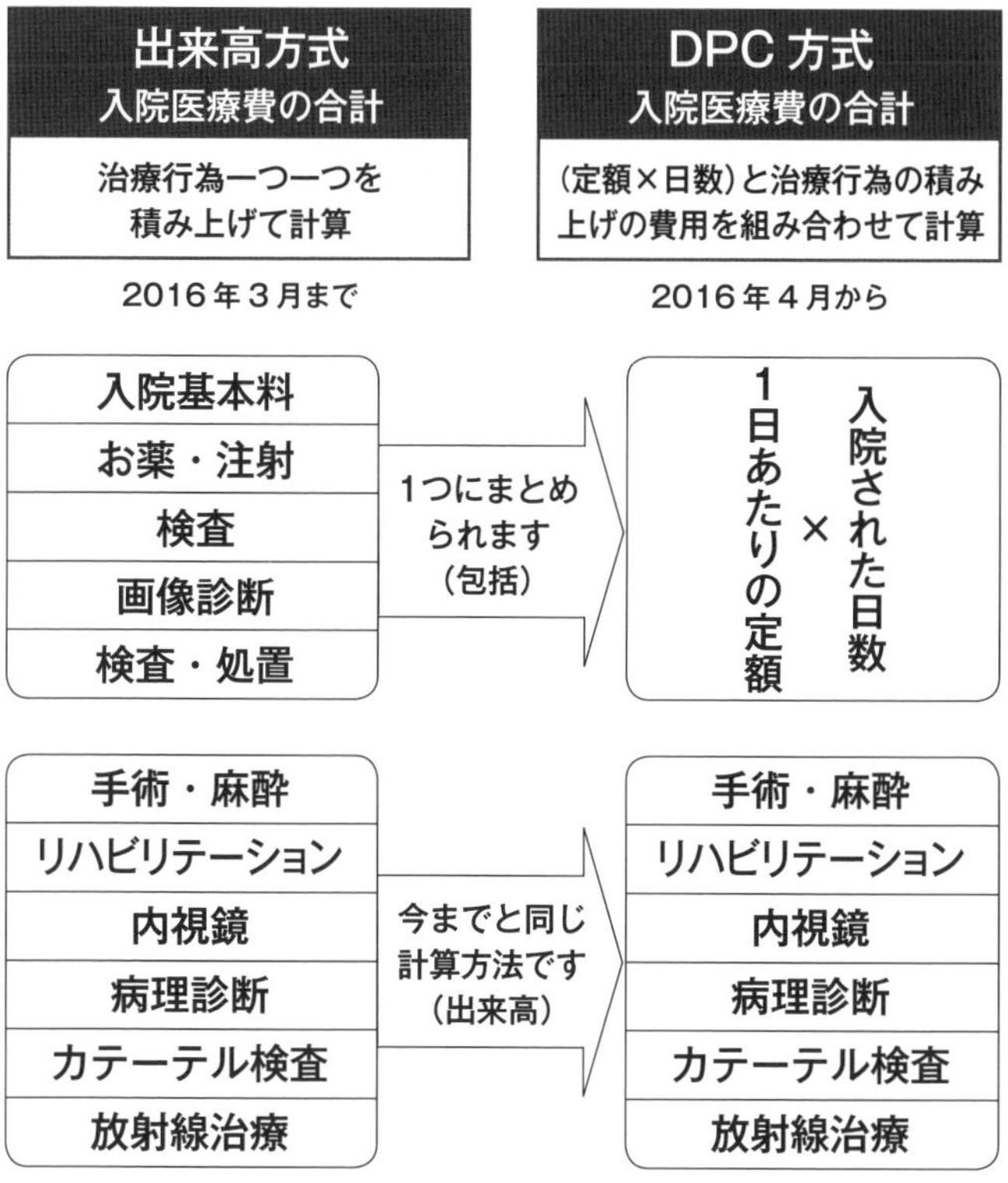

（図5）診断群分類別包括支払い制度

度日数）２２７３点となり、さらに減額される。

冒頭にあげた肺炎患者の場合、入院８日までは**２９５２点**、それ以後15日まで**２１８２点**であり、さらに入院期間が延長すれば**１８８２点**となり大幅な減額となる。したがって、病院側としては２週間を目処に早期退院を図ることになるのだ。

その後、原田さんは一般病棟に転病棟してから５日が経過した。病状の改善傾向は顕著であり、嚥下機能はほぼ回復し、食事は介護補助でとれるようになっていた。発語機能はまだ完全ではなく言葉を出そうとするのだが、出てこないもどかしさがある様子である。早期離床のため、一般病棟に移ってから２日目には午前中ベッドでのリハビリテーションを開始、坐位保持訓練、３日目にはベッドから支えられての起立訓練が行われるようになった。午後から言語聴覚士がリハビリテーション介入し、発語訓練を行っている。

７日目、麻痺していた側の右手にも少しずつ力が戻り、動かすことができるようになっていた。食事は左手を使い自力で食べられるまでに回復し、排便はベッドサイドに備えられたポータブルトイレに看護助手の介助でできるようになっていた。右脚の脱力はまだ残っており、リハビリテーションでは支えながらの起立訓練、平行棒掴まり歩行訓練が行われ、なんとか数歩できるまでになっていた。発病後10日を経過していた。

一般病棟10日目、午前10時、総合回診が行われた。総合回診には主治医をはじめ研修医、担当看護師、理学療法士、言語聴覚士、薬剤師、管理栄養士が立ち会う。主治医からの入念な神経学的検査が行われ、その後、それぞれの担当分野の医療スタッフからの報告が行われた。血液検査、頭部CT検査、心電図検査など一般検査にも特に異常はなく、麻痺側の回復も順調である。

「原田さん、随分回復されましたね。まだ右手と右脚が不自由ですけど、これからリハビリを頑張れば歩けるようになりますよ。そろそろ、リハビリ専門の病棟でリハビリを受けて、元気な姿に戻りましょう」

主治医がにこやかな顔で話しかける。

「せんせ、ありがとう、ございます」と左手を差し伸べる。ベッドの周りに集まったスタッフに向かって笑顔を見せた。

「では、明日から、しっかりリハビリテーションができる病棟に移りましょう」と、主治医が言うと、スタッフたちがそれぞれ手を差し伸べて、一言二言回復したことを祝う言葉をかけた。

こうして、原田さんは一般病棟入院後12日目に「回復期病棟」へ移ることになったのである。

第3章

回復期リハビリテーション病棟
―リハビリテーションに専念―

入院第1日目、密度の高いリハビリテーション開始

原田さんは、脳梗塞発症後12日目に同じ病院の回復期リハビリテーション病棟に移った。この病院には、急性期の患者さんを治療する一般病棟から離れたところに、芝生に囲まれた庭に面した1棟の平屋建ての病棟があり、ここが「回復期リハビリテーション病棟」となっている。庭に面して広いベランダがあり、一部ガラス張りの小部屋がしつらえてある。

朝9時、4人部屋のベランダ側のベッドに入室している原田さんの元に若い男性の理学療法士が訪れた。

〈理学療法〉「原田さん、おはようございます。私が今日から原田さんのリハビリ担当になりました吉川と言います。よろしくお願いしますね」胸の名札を見せながら、ベッドの横にある床頭台の上に「リハビリテーション計画書」と「回復期クリニカルパス」のペーパーを置く。

「おはようございます」と、原田さんは、かなりはっきりたした声で返事をする。しばらく間を置いて、「よろ・・しくお願い・・し、ます」

「昨日、ご家族の娘さんにも今後のリハについて詳しくお話をしてあります。安心されている様子でしたよ。今日から、午前中に歩く訓練と指先の動きの訓練をそれぞれ20分から30分、午後から言葉と飲み込みの訓練をしますね。ちょっと、疲れるかもしれませんが頑張ってみましょう。指を動かす訓練は私に代わって作業療法士がお世話をします」

「では、車椅子に移りましょう。はい、私が支えますから、身体を起こしましょう。そうです。左足を床につけてください、上手くできました。右脚は私が動かしますから」と言って原田さんの左脇に手を差し伸べて抱えるようにして車椅子に乗せた。

「はい、大丈夫ですか、このままでしばらく車椅子に座っていましょう」

5分ぐらい時間が経過。血圧測定を行い、手元にあるリハビリ作業療法記録紙に記録した。

「血圧、心拍数、大丈夫です。疲れませんでしたか?」

「はい、なんか・・だい・・丈夫です」と理学療法士を見上げる。

「では、そっと立ち上がってみましょう。私が支えているから」

中腰になり両脇に手を差し込み、体を持ち上げるようにして立ち上がらせた。

「左足にしっかり力を入れてみましょう、大丈夫です。ハイ、そのまま、次に私が原田さんの後ろに回って支えますから」

「たおれそう?・・・です」

「大丈夫です、私がちゃんと支えていますから、では左脚を一歩出してみてください。そうです、上手くできましたね。右足はどうかな?」

後ろに回した右手で右脚の大腿部をそっと前に押し出す。

こうして、回復期病棟での最初の起立、歩行訓練が始まった。しばらく休憩を挟んで、11

時になると、今度は女性の作業療法士が訪れた。

〈作業療法〉「原田さん、こんにちは。どうでした、歩行訓練は疲れませんでしたか？　私は原田さんの手を動かす訓練を担当する松岡と言います。よろしくお願いしますね」

親しげな言葉をかけてベッドの横に座る。

「今日は初めてでお疲れでしょうから、ベッドに起きあがって手の運動と指先の動きをしてみましょう」ベッドを起こして、座位になった原田さんに食事テーブルを寄せて、両手をテーブルに乗せるようにした。

「ハイ、それでよいです。では、まず、左手を動かしてみましょう。よくできますね。今度は、右手です。うん、上げるのは難しいですね。指はどうですか、少し動きますね」

「やっと・・動きます・・」左手に力が入る。

「大丈夫ですよ、これから、少しずつ右手と指の動きができるようにリハビリを続けていきます。きっとお箸が持てるようになりますよ」と語りかけながら、指関節の伸展・屈折のマッサージを行い、用意した軟式テニスボールを取り出して、右手に握らせた。

「少し、動かしてみてください」原田さんはその言葉に促されて右手を動かそうとして体ごと前に押し出す。わずかに、ボールを持った右手が前に動く。

「指を動かしてみてください、そうそう、少し、ボールが動きましたね」

その後、肩関節や肘関節の伸展や屈伸運動を行い、指の運動を繰り返して約20分のリハビリテーションを終えた。

「明日から、車椅子に乗って、作業するテーブルの所でリハビリをしましょう。できるだけ右手を動かせるようになるまで頑張りましょうね」

すでに11時半を過ぎていて、あとは12時の配膳を待つばかりになっている。そこへ、面会時間を利用して、娘さんが訪ねてきた。明るい表情で語りかける。

「お母さん、よかったね。こちらに移って、どう？　窓際で明るくていいじゃない。お母さんが倒れてから皆、随分心配しましたよ。でも、よかった。今日はどうなの？　お話ができる？」

たたみかけるように話しかける。

「ありが・・とう・うん・・なんとか・話せるよ」言葉は途切れがちであるが、返事をした。

「手、動くの？」

「まだ、・・・動かない」

「そう。リハビリで動けるようになるとリハビリの人が言っていましたよ。主治医の先生も回復が早いし、後遺症は残らないかもしれないとのことでしたよ」

「原田さん、昼食ですよ」と、担当看護師が昼食のトレイを運んできた。

「今日はカレイの香草焼き、柔らかくて美味しそう。ご飯は二度炊きで柔らかくしてありますよ。さあ、召し上がれ。お茶はここに置いておきますね」

「あら、美味しそう。温野菜もあって、ヘルシーな食事だこと」と、娘が覗き見ながら電動スイッチを押してベッドを起こして坐位にし、お膳が載せられたオーバーテーブルを母の方へ引き寄せた。

「左手でなんとか食べられる?」

「うん・・あさ・・看護師さん・・たすけて・・クレタ」

「そう、大丈夫だといいけど、スプーンを取ってみて。おかずは私がおさえるから」

こうして、親密な親子の食事介助の時間が流れた。


13時、昼食も終え、面会に来た娘が帰ったあと、疲れた様子で眠りについた。うとうとする間もなく、リハビリ専門医による総合回診が始まった。それぞれ担当のスタッフが原田さんのベッドの周りに集まり、まず、リハビリ専門医が話しかけた。

「さて、原田さん、今日から私がリハビリ専門であなたのお世話をします安田と言います。ここにいるリハビリのスタッフたちがチームとなってあなたのリハビリを効果が上がるようにみんなでお世話することになります。では、体がどのくらい動くようになっているか診察をします。ちょっと我慢してください」入念に診察と検査を繰り返しながら、所見を看護師に伝えると、看護師はコンピューターの画面にあらかじめ用意された身体所見の項目に入力した。後ろに控えていた理学療法士に振り向きながら、

「麻痺側の筋肉の委縮が始まっているようだ。肘関節、膝関節の拘縮が始まらないよう、しばらくはストレッチ、屈伸運動をやっておくように。それに、今後の課題として筋力増強訓練、歩行訓練、言語訓練を積極的に行う。かなり、回復が早いよ」と言った。次に原田さんの方に振り返り、

「さあ、原田さん、これからが正念場です。きっと、歩けるようになりますよ。リハビリこそ、回復への道筋です。みんながお手伝いしますよ。頑張りましょう」と語りかけた。

「ありがとう・・ございます・・・」原田さんの顔に一筋の涙が見えた。

15時、総合回診が終わってしばらくうとうととしているところへ、また別の若い女性が現れた。

〈言語訓練〉「原田さん、原田さん、少し眠っていましたか？　今から言葉の練習の時間です。私は言語聴覚士といって、お話のリハビリ訓練のお手伝いをします、横山と言います。よろしくお願いします」

「はい・・あ、ねむって・・いっまし・・た」とやや呂律は回らないが、意思を伝えようとする言葉を発した。

「あら、お話ができますね。これから、毎日練習して言葉が出るようにお手伝いします。今日初めてですから、お口の運動と飲み込みの訓練をしてみますね」

ベッドを起こして座位にすると、

「では、お口を開けてください」

顎《あご》を引いて左側の唇が開くような運動を示すが、右の唇は動かない。

「はい、いいです。ではこれを繰り返してみましょう」

「今度は、声を出してみましょう。はい、あーーー、うーーー、いーーー、えーーー、おーー、私に続けてくださいね」なんとか口を動かして言葉を出そうと努力する。その後少量のとろみ付きのお茶をスプーンに乗せて、そっと口元まで運び、

「さあ、少しですが、このお茶を飲み込んでください」と促すと、喉仏がわずかに動いてスムーズに飲み込むことができた。

「上手くできますね、食事の時、むせませんか？」

「ゆっくり・・のみ・・こんでいます」

入念に嚥下検査をして報告書に記載した。

こうして、言語聴覚士による約20分間のリハビリテーションが終わり、原田さんの回復期病棟の1日目のリハビリテーションが終わったのである。

回復期リハビリテーション病棟の特徴は？—多職種協働作業—

回復期リハビリテーション病棟の特徴は、多職種協働によって入院患者に対するケアが行われていることである。それぞれの職種に属するスタッフが専門的な立場から業務を行い、それぞれの職種間の協働、協調作業により患者の治療を行う。多職種には、（1）医師、（2）看護師・看護福祉士（介護）、（3）医療ソーシャルワーカー、（4）理学療法士、（5）作業療法士、（6）言語聴覚士、（7）管理栄養士、（8）薬剤師がある。これらの職種がそれぞれ「分業」と「協働作業」を互いに連携しながらケアが行われているのだ。

入院初日には、主治医は治療・処置・検査・栄養（食事内容）・リハビリテーションなどを記載した「入院診療計画書」を作成して、初回合同カンファレンスにて多職種間で合同評価を行い、患者の身体機能や活動を把握する。一方、各職種ごとに必要な検査、測定、評価を行い、専門的な立場から職種ごとの計画を立案し、書面で、あるいは必要に応じて面接して患者・家族に了解・指導を行う。患者、家族を交えた合同カンファレンスは入院時、1カ月ごと、退院時に行われる。特別な目的で、家屋訪問や退院後サービス提供で当事者と協議を行うことがある。

では、それぞれの職種はどのようなリハビリテーションでの役割を持っているのだろう？

総合的なリハビリテーション作業の中でも中心的な役割を受け持つ理学療法士、作業療法士、言語聴覚士の具体的な仕事の内容について見てみよう。

◆理学療法士：理学療法士とは「Physical Therapist」の略語であり、「ＰＴ」とも呼ばれている。怪我や病気で身体的に障害がある、あるいは予測される人たちに対して基本動作能力（立つ、歩く、座る）の回復や維持、障害の悪化の予防を目的に、運動療法や物理療法（温熱、電気などの物理的手段）を用いて日常生活の機能を取り戻すことを支援する医学的専門職である。理学療法士によるリハビリテーションは医師の指示のもとで行われ、運動療法や物理療法などがある。

運動療法とは、立ったり歩いたりといった運動を実際に対象者が行うことで、関節の動きや筋力の回復を目指す。歩行訓練のように対象者本人に歩いてもらうことだけではなく、麻痺している部分を理学療法士が動かして関節が固まってしまうのを防ぐ。

例えば、原田さんのように身体の片方だけに麻痺がある人や、骨折をしている人など、歩行訓練を行うにもその人の状況に合わせたリハビリテーションが行われる。

物理療法とは、痛みの緩和などを目指す。具体的には、「温める」ことや「冷やす」こと、「電気刺激」を与えることや赤外線を使った治療などがある。

◆**作業療法士**：作業療法士は、「Occupational Therapist」の略語で、「ＯＴ」と呼ばれている。主な仕事は、患者の今後の生活を想定して、より応用的、具体的な動作ができるよう、実践的な用具や動作を採用して心身の回復ならびに生活の実現に努めることである。理学療法士の仕事とは異なり、一般に、より応用的・実践的な動作への機能改善や能力の開発を目的とした訓練内容が工夫されている。具体的には、「ベッドから起き上がり、トイレへ向かう」「介助なしで食事ができる」「ペンを持って字が書ける」「レクリエーションを通じて身体能力を向上させる」など、日常生活の動作を取り戻すような訓練が組み込まれて、それぞれの人に応じた生活方法を習得することにある。

例えば、応用的動作能力の一つとして、「入浴動作」を取り上げてみよう。自宅で入浴するためには、「衣服を脱ぐ」「浴室のドアを開ける」「中に入ってドアを閉める」「浴槽に入る」「浴槽から出て身体を洗う」というさまざまな動作を伴う。作業療法士は健康な時には気にしなかった動作を一つ一つイメージして紐解き、それぞれの訓練を行う。

身体的なリハビリテーションばかりではなく、精神領域のリハビリテーションでは、脳梗塞後遺症での認知機能の回復・維持や、統合失調症やうつ病の回復期と共に、日常的生活が取り戻せるよう援助する。一般の社会の中で生き甲斐を持って生活できるようにサポートするのも作業療法士の重要な仕事である。

◆**言語聴覚士**：言語聴覚士は、「Speech Language Hearing Therapist」（ST）、言葉によるコミュニケーションに問題がある人々に専門的なサービスを提供し、日常的生活が行えるよう支援する専門職である。言葉の問題だけでなく、摂食、嚥下の問題にも専門的に対応する。言葉によるコミュニケーションの問題は、脳卒中後の失語症、発音障害、聴覚障害、言葉の発達の遅れなど多岐にわたり、小児から高齢者まで幅広く現れる。言語聴覚士はこれらの個々の問題の発現メカニズムを理解し、対処法を導き、それぞれの障害者の程度に応じたリハビリテーションを行う。

例えば、脳卒中後の言語障害は「上手く話せない」「話が理解できない」「文字が読めない」が現れる。音声障害は「声を出すことができない」「声帯麻痺」、嚥下障害は「飲み込めない」などの症状があり、それぞれの対処法を見出すために検査・評価を実施して訓練、指導を行う。さらに、医師や歯科医師の指導のもと嚥下訓練を行う。

発音障害について、筆者の経験を語ろう。

1970年前半にアメリカの大学の研究室に留学した時のことである。当時、すでにアメリカの高度な医療を施す病院には言語聴覚士がいて、脳梗塞後遺症や発達障害児の発音障害の訓練にあたっていた。筆者は留学当初、日本特有の英語教育のおかげで英語の読み書きには問題はなかったのだが、例にもれず「聞き取り」と「発音」に問題があった。そこで、筆者のボスである生理学教授は、附属病院でのリハビリテーション部の言語聴覚士を紹介してくれて、昼休みの時間に聞き取り、発音の訓練を受けたのである。もとより、中枢神経系に問題がある脳卒中や発達障害があるわけではないので、聞き取り訓練、発音訓練はスムーズに進行して、1カ月も経つと、随分聞き取りの要領がわかるようになり、同時に発音についても舌の動き、顔面筋肉の動きもできるようになった。さらに、筆者の話す言葉がボスの教授や同僚たちにも聞き取れるようになったのである。当時の言語聴覚士の親切な訓練は忘れない思い出となり、その後の英語によるコミュニケーションに大いに役に立ったのである。

◆**管理栄養士**：回復期病棟に入院中の患者は、誤嚥《ごえん》性肺炎（年間4万2746人死亡／2020年厚生労働省人口動態統計月報年計）、尿路感染や転倒による外傷、褥瘡《じょくそう》(床ずれ)などの合併症を起こしやすく、リハビリテーションを中断しなければならない事態が起こる。入院時約4割の患者は低栄養状態であるといわれている。合併症を起こさないためには、予防策として入院中の適切な栄養管理が必要になってくる。そこで、管理栄養士は定期的に血液中アルビミン値を検査し栄養状態を確認し、適切な栄養ケア計画(必要なエネルギー、蛋白質、食形態、摂取形態など)を作成する。その後、食事摂取量、体重の増減、運動負荷量を定期的にモニターし、適切な食事内容の見直しを図る。合同回診時に医師に対して適切な助言を行い、低栄養の改善、予防を図る重要な仕事を担っている。

◆**医療ソーシャルワーカー**：チーム医療の中で重要な位置を占めるのが、医療ソーシャルワーカーである。入院中の患者さんが治療・療養に専念できるように、医師、看護師、リハビリテーションスタッフや家族と密に連絡をとりながら、入院中ばかりではなく退院後の社会生活の支援を行う。退院後、社会福祉制度や各種サービスの紹介、各種手続きなどのサポートをするなど、さまざまな支援の相談を受けたり、問題解決や調整にあたる。

ここでは入院できる期間の上限は180日に決められている

ここで原田さんと家族の話に戻ってみよう。

回復期リハビリテーション病棟に移ってから2週間が経過した。

朝10時から始まった理学療法士による歩行訓練はかなり順調に進んでいる。

「原田さん、平行棒での歩行は随分上達しましたね」5mほどの平行棒歩行は右脚を引きずるような感じではあるが、なんとか両手でしっかり平行棒を掴みながらできるまで回復していた。ベッドからの起き上がりもスムーズになり、ベッド横に置かれた車椅子を自分で引き寄せて、左脚を床に付けて、右脚と腰を動かしながらベッドから降りる。理学療法士による介助で車椅子に乗ることができるようになっていた。

午前10時の面会時間と同時に娘が訪ねてきて、リハビリテーション室を眺められる窓に立ち、母親のリハビリテーションの様子を眺めている。

「はい、平行棒歩きはだいぶ上達しましたね。次は、私が後ろから支えていますから、杖を頼りに歩く練習をしてみましょう」

左手に杖を持たせて、後ろから右肩を支えるようにして歩行を促した。

「なんだか、こ・・わい・です・・」

「大丈夫、掴まえていますから」

杖に体重をかけるようにしながら左脚を一歩踏み出し、右脚を引きずるようにして寄せた。

「はい、よくできました。もう、一歩踏み出しましょう、そう」

このようにして、20分ほどの歩行訓練の後、休憩をはさんで、再び歩行訓練と、装具を使って下肢の筋力トレーニングが20分ほど行われ、午前のリハビリテーションが終わった。

「お疲れ様、今日は娘さんがみえていますよ」と、原田さんを車椅子に乗せてリハビリテーション室の出口に向かった。

「あら、お母さん、随分歩けるようになったじゃない。疲れたでしょう、あそこの窓からずっと見ていましたよ」と話しかけ、理学療法士に向かって軽く頭を下げた。

「本当にありがとうございます。母がすっかり元気になった様子で、本当にリハビリテーションのおかげと感謝しております。ところで、もしお時間があれば、少しお話できませんでしょうか？」

「そうですね、次の患者さんのリハビリまで少々時間がありますので、お母さんを病室までお送りした後、カンファレンスルームでお母さんのご様子などお話ししましょう」

「ありがとうございます。では、そちらでお待ちしています」

母親に笑顔を見せながらその場を後にした。

脳梗塞の場合

カンファレンスルームには車椅子に座ったままの原田さんとその隣にパイプ椅子に座った娘を挟んで理学療法士が腰を下ろした。まず、口火を切ったのは娘の方である。

「お時間いただきありがとうございます。今日は母のリハビリの様子を見させてもらい、随分回復をしたなと安心しました。でも、これから、どのくらい入院してリハビリを受けられるのでしょうか？　主治医の先生から、脳梗塞の後遺症をできるだけ少なくして日常の生活に戻れるようにするには、何といっても、『本人の意欲とリハビリへの取り組み』が一番重要です、と言われています。ねえ、お母さん、リハビリ頑張っていますよね」と母親にも同意を求める。

「そうです。機能の回復や日常生活に必要な動作の改善に向けて、集中的なリハビリテーションを行うことが、社会や在宅復帰後の生活をいかに不自由なく過ごせるかの鍵になります。お母さんの場合、脳梗塞部位は狭く、障害の程度は軽い方なので、リハビリによってかなり回復し、日常生活に支障がないくらいにまでになりますね」

「では、母の場合、どのくらいリハビリを続けてもらえるのでしょう？　よく杖をつきながら、一歩一歩踏みしめて散歩しておられるご近所の方を見受けますが、かなり早く退院されたようです。よく頑張っておられるな、とは思いますが、何となく痛々しい感じもします。もうすこし長く病院でリハビリをしてあげたらと…」

「ここ、回復期リハビリテーション病棟では、患者さんの病気の程度によって入院期間の限度日数が国により決められているのです。お母さんの場合、もともとの病気が脳梗塞ですから、半年、つまり150日から180日まで入院してリハビリが受けられます。脳梗塞の程度にもよりますが、それよりも早く社会復帰される患者さんもおられるし、かなりの重症でも日常生活が送れそうな程度にまで回復されて退院、あるいは、もう少し回復が認められそうな方は、次に『療養病棟』で療養をしながらリハビリを続けることができます」

「そうなんですね、そのお話を聞いて安心しました」

「お母さん、もう少しここでリハビリを頑張ってお家に帰りましょうね」

母は頷きながら「ううん、だいじょうぶ、ある・・ケル・ようになるよ、ありがとう」と言った。

疾患別に入院限度日数とリハビリテーション時間が決められている

回復期リハビリテーション病棟では、社会に戻ってからの生活を少しでも元の状態に近づけるためのリハビリテーションが中心に行われている。入院期間は厚生労働省により決められており、**最大180日**（疾患・状態により異なる）、リハビリテーションは1日最大**3時間**（9単位：1単位＝20分）を限度に行い、社会・在宅復帰を目指している。患者さんの体への負担を考慮しながら、長時間リハビリテーションを続けるのが難しい状態のときは1回のリハビリテーション時間を20分や40分と短くして数回に分け、長時間頑張れそうなときには、60分を3回など組み合わせて行われる。

回復期リハビリテーション病棟のメリットは最大3時間のリハビリ訓練だけでなく、起床時から就寝時までの間、食事や着替え、歯磨きや整容、排泄など日常的な動作も含めた生活そのものを「リハビリテーション」ととらえたサポートが受けられることである。夜間の排泄時の補助なども含めた24時間の手厚い看護が大きな特徴となっている。

心大血管リハビリテーション料の対象となる脳血管疾患、脊髄損傷、頭部外傷などの発症後、もしくは手術後の状態、または運動器リハビリテーション料の対象となる義肢装着訓練

を要する状態の場合、入院限度日数は150日である。（表1）

脳血管疾患等リハビリテーション料の対象となる高次脳機能障害を伴った重症脳血管障害（重症の脳梗塞や出血により、ほぼ寝たきりの状態、失語、完全麻痺などの重い症状）、重度の頸髄損傷などの場合には180日が限度となっている。

高齢者によくみられる腰椎圧迫骨折では90日が限度であり、多くの人の場合痛みも取れて、杖歩行ができるようになり自宅復帰が可能となる。

一方、手術や肺炎などで長期間寝たきりになった状態で、筋肉の衰えがあり日常生活に支障をきたしているような廃用症候群（使わなくなったため筋肉の萎縮が起こっている状態）の場合、発症から120日まで療養・リハビリテーションを受けることができる。

疾患別リハビリテーション点数表
【令和2年度 診療報酬改定対応】（表1）

	脳血管疾患	運動器	廃用症候群	心大血管	呼吸器
標準算定日数	180日	150日	120日	150日	90日
施設基準Ⅰ	245点	185点	180点	205点	175点
施設基準Ⅱ	200点	170点	146点	125点	85点
施設基準Ⅲ	100点	85点	77点	-	-

したがって、重症の肺炎にかかり人工呼吸器を装着しなければならないような状態になり長い期間寝たきりの状態が続き、やっと人工呼吸器から離脱できるようになった患者さん（肺炎後廃用症候群）も受け入れ、積極的なリハビリテーションを行うことができる。

２０２０年に流行した新型コロナウイルスに感染した高齢者の場合、重症化し長期間の治療の末、重症肺炎は治癒しているが、廃用症候群となった患者さんをも受け入れることが本来できたのである。しかし、現実にはこのような新型コロナウイルス感染症治癒後の患者の受け入れは進まなかった。

いずれの疾患の場合にも、**発病して2カ月以内**であれば、回復期病棟に入院できるが、それ以上経過した患者は、受け入れることができないという規則があり、入院限度日数は発病時から起算することになっている。

入院費用はどのくらい？ ―病棟の規模・サービス提供によって異なっている―

回復期リハビリテーション病棟は全国の約１５００病院内に１２００病棟あり、その病床数は約８万９０００床（２０２０年時：回復期リハビリテーション病棟協会）が整備されている。各病棟は、入院中に提供するリハビリテーション・ケアの体制の規模の違いによって、厚生労働省設置基準に従い６つの段階（入院１から入院６）に分かれており、それぞれの段階

回復期リハビリテーション病棟入院料の施設基準等

（表 2）

	入院料 1	入院料 2	入院料 3	入院料 4	入院料 5	入院料 6
医師	専任常勤 1 名以上					
看護職員	13 対 1 以上（7 割以上が看護師）		15 対 1 以上（4 割以上が看護師）			
看護補助者	30 対 1 以上					
リハビリ専門職	専従常勤の PT3 名以上、OT2 名以上、ST1 名以上		専従常勤の PT2 名以上、OT1 名以上			
社会福祉士	専任常勤 1 名以上		–			
管理栄養士	専任常勤 1 名	専任常勤 1 名の配置が望ましい				
点数 ※（ ）内は生活療養を受ける場合	2,129 点（2,115 点）	2,066 点（2,051 点）	1,899 点（1,884 点）	1,841 点（1,827 点）	1,736 点（1,721 点）	1,678 点（1,664 点）

により、1日あたりの入院費用(入院料1から入院料6)が異なっている。(表2)
例えば、高度な医療サービスを提供できる総合病院の場合、入院区分では「入院1(入院料1)」となっており、専任医師1名以上、看護体系(13対1、7割以上が看護師であること、患者13人に対して看護師1名配置)、専任のPT3名以上、OT2名以上、ST1名以上、社会福祉士:専任常勤1名以上、管理栄養士:専任1名以上の陣容で、患者の重症度が高い病棟の場合、1日あたりの入院料1は、**2129点(2万1290円)**となる。
一方、中規模の病棟で入院3(入院料3)であれば、看護体系(15:1、内看護師4割以上)、専従常勤PT2名以上、OT1名以上、管理栄養士1名以上の配置が望ましい場合、入院料は**1899点(1万8990円)**である。さらに、入院6(入院料6)になると、1日あたりの入院料は定額となり、**1678点(1万6780円)**であり、入院1(入院料1)に比べて約4500円の差がある。
これまで述べてきたのは、回復期リハビリテーション病棟の1日あたりの包括診療報酬(検査、診察、介護などを含め、一括して決められた料金)であるが、さらに、この入院料金とは別に、リハビリテーションの料金が加算されることになる。

疾患別にリハビリテーションの料金は異なっている ―施設の規模によっても異なる―

原田さんの場合を見てみよう。

入院後すでに3カ月を過ぎ、ほぼ自立して身の周りの世話もできるまで回復している。また、発語には不自然さが残っているが、毎日の言語・発語訓練で日常生活に必要な内容を伝えることができる。歩行は病棟からリハビリテーション室まで、自力で歩行器を頼りに行くことも可能になっている。

ある日の午後、1カ月ごとの定期的な家族を交えたカンファレンスが行われた。それぞれの職種部門からこれまでのリハビリテーションによる、回復の経過について説明が終わると、同席していた娘が1人1人に軽く会釈をした。

「先生やリハビリの皆さまのお陰でこれまで回復したことに、本当にお礼を申し上げます。発病当時は随分心配し、歩けるようになるかしら、話はできるかしらと思っていました」

母に向かって、

「お母さん、頑張ったね、随分よくなったね、歩けるようになったでしょう、それに、お話もできるし、皆さま方のお陰ですよね」

「いやー、おかあさん、原田さんの努力のお陰ですよ。何といっても、リハビリを頑張ろうとされる意欲がおありなので、ここまで回復されたのです、リハビリは大変ですよね」

原田さんに問いかける。

「時々、大変です、もういいと、思うこともありますよ。でも、すこしでもあるけるように頑張っています」としっかりとした口調で答えた。

原田さんの場合、午前中に理学療法リハビリテーション2単位（40分）、作業療法リハビリテーション2単位（40分）、午後から言語聴覚リハビリテーション2単位（40分）と、ほぼ1日中リハビリテーションが行われていて、リハビリテーション点数は6単位（合計2時間）に及ぶことになる。では、それぞれのリハビリテーションの点数に対しての診療報酬はどの程度になるのだろう。

原田さんは総合病院で、施設、人員、サービス内容、共に十分なリハビリテーションを行うことができると認定された回復期リハビリテーション病棟（設置基準1）で、リハビリテーションを受けている。さらに、原田さんの病気は、「脳梗塞」であり、リハビリテーションを受けることができる「脳血管疾患」の分類中に入る。この、3つの条件を満たしているので、**算定標準日数180日、1単位あたり、245点（2450円）**である。（89頁　表1）

したがって、**1日あたり6単位（1万4700円）**となる。一方、厚生労働省の定める設置基準3の場合には、「脳血管」では100単位（1000円）と設置基準1の病棟に比べて約3分の1になる。

疾患別リハビリテーション点数表は、令和2年度に改定されている。各疾患ごとに、施設基準（基準1から基準3）点数が決められている。疾患別では、「脳血管」、「運動器」、「廃用症候群」、「心大血管」、「呼吸器」の5つの疾患群に分類されている。

例えば、高齢者に多い大腿骨転子部骨折で設置基準1の病棟に入院した場合、「運動器」疾患になり、標準算定日数は150日、**1単位あたり、185点（1850円）**となる。

急性期疾患などに伴い安静により寝たきり状態が続いたため一定以上の基本動作能力、応用能力の低下をきたしている「廃用症候群」の患者さんの場合、標準算定日数120日、**1単位あたり180点**である。

これらのリハビリテーション算定点数にはそれぞれ、例外事項が設けられているが、単純化のため割愛した。

原田さん3カ月の入院費用の概算を試みてみよう。

入院料1、リハビリテーション基準1に入院、加療されたと仮定すると、**（1日あたり入院料：2万1150円）＋（リハビリテーション料：1万4700円）＝（合計：3万5850円）**となり、90（日）の入院費用は合計**322万6500円、約300万円**となる。これには他の食費、オムツ代などの費用は含まれていない。原田さんは高齢者であり、収入は限られており1割負担としても30万円／3カ月（月10万円）の自己負担となる。新たに改正された高齢者2割負担となると、月約20万円の出費となるのだ。

退院が近づいた ―自宅の改装―

原田さんの回復は順調に進み、入院期間120日近くになり退院も近くなった。ナースステーションから少し離れた南向きのスペースがあり、そこは家族との面会用の小部屋となっている。初夏のある日曜日、原田さんとは離れた都市に住んでいる長女と、近くでいつも訪ねて来る次女がテーブルを挟んで座っている。原田さんはベージュ色の薄手のカーデガンを纏《まと》い、うっすらと口紅をさしている様子で、口元に笑顔が見える。

「お母さん、そろそろ退院だと芳子から聞いて、安心しましたよ。まあ、お母さんのことは芳子から聞いているから様子はわかっていたけど、本当によかった。仕事の方が忙しくなかなか来れなくて…」と言葉をとぎらせながら、妹の方に目線を移した。

「お母さんが倒れてからすぐにお姉さんには連絡して、駆けつけてくれて3日ほど、毎日ICUを訪ねていましたよ。何しろ、私たちはお母さんが何事もないのが当たり前と思っていたので、本当にびっくり。ICUでのお母さんの姿を見て、ああ、お母さんも年なんだ、と、覚悟しましたよ」

「それは、たいへんだったね、ま、これまでなんとかかいふくできてよかったよ」

すこし発音に不自由を感じる様子であったが、２人を見つめて笑顔で答えた。

「今日は姉さんも来ていることだし、今後のお母さんのことを相談しようと思うの」

姉に向かいながら、話を続けた。

「どうする？　お母さん、早く家に帰りたいでしょう？」

「うん、そうだね、うちがいちばん、なんとかすめそう」

「そうか、でも、しばらくは自宅復帰は無理かもしれないね、大丈夫かな？　私の家に来てもらってもいいけど、何しろ都会のマンション暮らし、で、手狭だし。それに、今、子どもは受験を控えているし、ちょっと、無理かも…」

長女は母と妹を交互に見つめながら、遠慮がちに言葉を濁した。

「お姉さん、それはちょっと…」

「例えばだけど、ほら、よく宣伝されている『サービス付き高齢者向け住宅』とか『憩いの家』とかあるじゃない、この近所にもそんな施設があるかもしれないし…」

「それは、まだ先のことでしょ！　お母さんは家に帰りたいと言っているのよ、まず、どうしたら、今の家で生活できるか、考えてみましょうよ」と、すかさず次女が答えた。

「いえがどうなっているかな？　なんとかできるよ、へるぱーさんとかおねがいできるし」

「お母さん、そうですよね。ところで、介護保険の認定はしてあるの？　確か、お母さんが入院してしばらくして、保健所から福祉の人が来ていろいろと聞いていきましたよね。それで、なんでも『要介護2』ということになったのよね」

「そう、りはびりのひとからきいているよ」

「だから、お母さんのお家に帰っても、お母さんが生活できるよういろいろなサービスを受けられるよね」

「そうなの。それでは、今後のお母さんの生活のことは福祉関係の方もいろいろ面倒をみてくれるのね、お母さん、やはり、家に帰りますか」と、妹と母親に語りかけた。

「うん、そうするよ、あなたたちにはいろいろしんぱいかけたね、だいじょうぶ、いえがいちばん、だんだんよくなるよ、ありがとう」

その後、しばらく、久しぶりの親子3人の親密な会話が続いていた。

退院予定の10日ほど前に、担当の作業療法士、ケアマネジャー、娘と原田さん4人が連れだって、原田さんの自宅を訪ねることになった。自宅生活が安全・安心な環境で暮らせるよう、家の中の様子を見るためである。まず、玄関から家に入るまでの3段ほどの階段の横にスロープを付けること、家の中の段差をできるだけなくすこと、台所用品の配置を変更すること、風呂場に手すりを設置することなど、ケアマネジャーと作業療法士が、娘と相談しながら改善する箇所をあげていく。ケアマネジャーが原田さんに語りかける。

「これから、原田さんがお家に帰られて安全に生活できるよう、改良する所を見てきました。後は具体的にどうするか建築関係の人達とよく相談して、お帰りになるまでに、改造できるよう手配します。費用などについてはある一定額の補助金（後述）が出ますので、これについても私が娘さんとよく相談しながらお世話します」

「よろしくおねがいします、これでいえにかえれます、あんしんです」と家の中を感慨深げに眺めながら答えた。

回復期リハビリテーション病棟では、このように退院後の生活機能の維持、向上、自立生活の維持、介護の介入プランの作成など、退院前カンファレンスや訪問指導で担当ケアマネジャーも一緒になり、生活面のサポート体制を構築していくのである。

原田さんは脳梗塞発症から125日目に無事退院となった。

第４章

しばらく医療処置が必要

―療養病棟―

原田さんは「回復期リハビリテーション病棟」から無事自宅に退院し、週1回の訪問看護、週2回のヘルパーの訪問で身の回りの世話をしてもらい、さらに定期的に次女の訪問もあり、ほぼ自立した生活を取り戻していた。退院後2年は問題なく健康な生活を送っていた。月に1度は定期的に近所のかかりつけ医院を受診していたのだが、ある冬の朝、発熱があり、娘と一緒にかかりつけ医を受診した。胸のレントゲン検査の結果、肺炎と診断されて、以前脳梗塞で入院したことがある市民病院呼吸器科に紹介されて入院となった。この時原田さんは79歳になっていた。

療養病棟の朝

ここは、原田さんが入院していた回復期リハビリテーション病棟がある総合病院から離れた、郊外の静かな土地に位置する私立病院5階の45床の「療養病棟A」である。朝9時、ナースステーションで朝の申し送りと朝礼がすむと、すぐに看護師、ケアワーカー（介護士の呼称）たちはそれぞれの部署につく。患者たちはすでに食事をすませ、ナースステーションの前に広がるデイルームからそれぞれの病室へ送りかえされている。南向きに廊下から天井まで広く設置されたガラス窓からはカーテンを通して明るい陽射しが差し込んでいる。先程まで朝の食事に患者たちが集まっていたデイルームにはバックグラウンドミュージックだけが静かに流れている空間となっている。しばらくの間の静かな時間である。

病棟看護師長とその日の病棟チーフが、市民病院からこの病棟に入院予定の患者の手配について相談している。

「入院患者様は10時に当院に到着とのことで、病室の手配、それにカンファレンスの準備、市民病院からナースが付き添って来るので、プライマリーケア（担当看護師）の北野さん、申し送りをちゃんと聞いてくるよう注意しておいてください」と、病棟師長が伝達している。

「で、患者様がこちらに着いたらご家族と一緒に病棟カンファレンスを10時30分から相談室で行いますから、ドクターとリハビリ、薬剤師、栄養士のそれぞれの係の人達とケアマネジャーに連絡しておいてください。こちらの病棟から私と北野さん、2人が出ます。それに、いつもの入院時の必要書類、『急変時の処置』の書類、用意しておいてください」

「はい、わかりました。他に何かありませんか？　早速ドクターに伝えておきます」と、チーフが答えている。

この病棟の専従の医師は、総合病院の消化器外科専門医として長年勤めた後、60歳を機に過酷な勤務を要求される専門医から退き、退職して新たに療養病棟の担当医として勤務することになった。医師は9時には病棟に出勤して、この病棟受け持ち患者45人の昨夜の状態をカルテの看護記録とチャートを見ながらチェックし、看護師からドクターへの申し送りノートに目を通している。昨夜の夜勤ナースから報告を受けたチーフが、「先生、今よろしいですか？　昨夜の患者様の報告をします」と、看護ノートを広げながら話し始める。

「昨夜、病棟は比較的平穏でしたが、3号室の吉村様が不眠、不穏で大声を出され、23時まで起きていましたので、約束指示のデパス（精神安定剤）を投与しました。しばらくして落ち着かれ朝まで良眠とのことです。10号室の村田様、20時頃、嘔気がある様子でナースコールがあり、訪室するとやや青ざめて、額に汗が出ている様子でした。収縮期血圧が100㎜Hg、脈拍50で不整があり、サチュレーション（皮下酸素飽和度）は92％でしたので、経管栄養チューブを開放したところ、約150㎖の排液があり、チョコレート色で胃からの出血が疑われました。そこで、朝の経管栄養はストップしています。朝一番に内視鏡検査ができるように手配してあります。現在、特にバイタル（血圧、心拍、呼吸状態の一般症状を意味する）には変化ありません。早速、内視鏡検査の指示をお願いいたします。ご家族には連絡しておきますが、先生の方からもお話をお願いします。それに、3号室吉村様の不眠、不穏時の屯《とん》用《よう》のデパスが切れましたので、処方をお願いします」

スムーズに昨夜の報告をすませる。そこには、無駄がない。特別な感情も表れていない。単に日常の報告以外の何物でもない。

医師は、今後の処置について消化器内科の内視鏡専門医師に相談することにして、カルテに記入する。

「今朝、10時30分に転入患者様のカンファレンスがあります。よろしくお願いします」

すでに前日から病棟師長から転入患者の受け入れについて相談があり、主治医となることを承諾しており、先方の病院から詳細な「診療情報提供書」を見ていたのでその用意はできていた。

入院時カンファレンス

原田さんの話に戻ろう。

10時30分になった。病棟の一角に備えられた3坪ほどのカンファレンス室には楕円形の円卓の一方に、医師をはじめ、病棟師長、薬剤師、理学療法士、栄養士、地域連携入院係達が座っている。そこへ、係の看護師が転入してきた原田さんと家族（次女とその夫）を連れて入室し、円卓の向こう側へ案内する。

「では、今より転入時のカンファレンスを始めます」と、地域連携室の女性職員が始める。

「どうぞよろしくお願いします」原田さんと次女が軽く頭を下げて挨拶をする。

「私が、今日からお母様をこの病棟でお世話することになりました主治医です。すでにお母様のご病気については前の病院の主治医から詳しい報告を受けておりますが、今までのお母様の生活の様子や今回肺炎になられた時の様子などについても改めてお伺いしたいと思います。それに、かなり回復されておられるようで、これからのこの病棟での療養生活についてお話ししたいと思います」次女にこれまでの市民病院での経過について、「診療情報提供書」記述に基づき、説明と質問をする。

「市民病院からの情報によりますと、お母様は79歳になられ、これまでご自宅で元気にお過ごしのところ、突然の発熱で近所のかかりつけの先生を受診され、肺炎と診断され市民病院に入院。2週間治療を受けられ、かなり回復され、病態は安定されました、そこで、今後さらに治療と療養目的でこの病院の病棟に入院してこられたということですね」

先方からの診療情報提供書に目をやりながら、話し始めた。

「はい、その通りです。向こうの先生から病態が安定した患者は次の慢性期の病院や療養型の病院に転院してもらうことになっているとのことで、この病院を紹介されました」と、次女が答えた。

「そうですか。この病院の療養病棟では、急性期や専門病院と十分連携を取り、患者様の受け入れには万全を期し、患者様の病態に応じて安心して治療、療養が受けられるような体制を整えております」と続けて、今後入院に必要な検査などについて話を進めた。

「特にご高齢の患者様の場合、一般状態を十分に把握するために、脳や心臓、内臓、運動機能などの検査を行います。その上で長期療養に必要な患者様の療養計画を作り、患者様ご自身とご家族と相談しながら療養を続けていくことになります」

「よろしくお願いします。ところで、『療養病棟』と前の病院とではどのような違いがあるのですか」と、次女が尋ねる。

「一般的にお話ししますと、『療養病棟』は比較的長期にわたり医療と療養介護を提供できる病棟のことで、国の定めた基準に従っています。前の病院の一般病棟と異なり、患者様の症状は軽いので、医師1人の担当の患者様、看護師1人の担当患者様数が多くなっています。つまり、患者様のケアにあたる医療スタッフの数が少なくなっています。したがって、療養病棟では、夜間の勤務看護師、介護士の人員も少なくなっています。しかし、この病棟では夜間でも十分に患者様のケアができるよう病棟スタッフが十分気をつけてお見守りしておりますのでご安心ください。なお、患者様側からお支払いいただく医療費に関しましてはのちほど病院スタッフの方からご説明いたします。

このように病院の病棟の形態は異なりますが、お迎えした患者様には安全で快適な療養生活を送っていただくようスタッフ一同努めてまいります。そこで、下肢の筋力をつけ、室内歩行と日常生活動作ができるようにリハビリテーションを行います。患者様の精神面についても十分医療、看護の面からケアを行っていきます。主治医といたしましては、常に患者様を観察し、何か異常が認められれば、必要と思われる検査をし、適切な治療を行うことを心がけます。また、同時に治療内容に関しましても患者様ご自身とご家族のご意向を尊重したいと思っておりますので、どうぞ、いつでもお申し出ください」

「はい、お話を聞いて病院の事情、『療養病棟』の様子はよくわかりました」

「お母様の場合、肺炎の方はほとんどよくなっておられますが、こちらの病院でも入院後の検査をしますので、検査の結果について、またお話しします」

その後、看護部、リハビリテーション部、地域連携室職員からの説明があり、入院時カンファレンスは終わった。

入院時検査の結果、心電図の検査で脈が不整になる「心房細動」があり、脳ＭＲＩ検査の結果、年齢相応の委縮と以前の脳梗塞の跡、小さな血管が詰まった跡、「ラクナ梗塞」が認められた。２週間のベッド生活のため、下肢の筋力に衰えがあり、歩行困難な状態となっていたのである。

療養病棟とは？ ―医療行政の変化―

一般的に「療養病棟」については多くの国民にも、医師にも詳しく知られていない。療養病棟の今日のありようについては過去の医療行政の変革とわが国の高齢者人口の増加、それに伴う医療費の増加の問題を明らかにしなければならない。

昭和30年代、わが国の高齢者人口はすでに増加の兆しが見えていた。この時期、経済の高度成長と共に国民総生産の増加という社会状況のもと、国民皆保険化が達成され（1960年／昭和35年）世界での国民保険先進国として、国民に多くの恩恵をもたらした。さらに、1974年の老人福祉法改正により、70歳以上の高齢者には一定の所得制限のもと、自己負担分を公費負担とする「老人医療費無料化」が制度化された。

この制度こそ今日の長寿国としての地位を築き上げたと言っても過言ではない。しかし、一方では高齢者人口の増加に伴い、高齢者医療費の増加は著しく、全国民医療費のうち多くの割合を占めるようになった。高齢者医療費無料化のため、必要以上に医療を利用、あるいは高齢者の長期入院化「特別高度の医療を必要としない老人を長期入院させる病床」が増加して、いわゆる「社会的入院」と称されるようになった。

このような状況から1983年に、老人（70歳以上）にも自己負担を求める老人保健法が施行された。この法律の施行にあたり、高齢者の長期入院患者を受け入れる「特例許可老人病院」

と「特例許可外老人病院」という制度が設けられた。その違いはかなり曖昧であった。これらの病院の設置基準が、いわゆるそれまでの一般病院より緩和されて、看護補助員（公的資格を必要としない）の制度が設けられた。しかし、当時の一般病院で3カ月以上の高齢者の長期入院患者が4割以上に達していたにも関わらず、新たに設置された「特例許可老人病院」の入院患者数は増加しなかった。

1992年第2次医療法改正により、一般病院には「その他の病床」と長期入院患者を対象とする「療養型病床群」が設置された。しかし、療養型病床群の創設にも関わらず、療養型病床群に移行せず、慢性的に長期にわたり高齢者を受け入れている「その他の一般病床」があり、2000年第4次医療法改正により、「療養型病床群」を廃止し、従来の「その他の病床」を急性期、慢性期に分けて、「一般病床」「療養病床」とし、一般病床の医師、看護師の配置基準を引き上げ、療養病床との差別化を図ったのである（100人の入院患者に対し、一般病床では医師：6人、看護職員：34人、一方、療養病床では医師：3人、看護職員：17人、介護職員：17人）。

さらに、2006年には診療報酬改定があり、医療の必要度が高い患者を受け入れることを奨励し、医療必要度と生活動作能力の程度による患者分類により包括医療費（出来高払いと異なり、ほぼ全ての検査、医療行為は算定されない方式〈後述〉）を算定する制度を導入した（医療区分、3段階)。その結果、医療必要度の低い患者区分1では、包括入院基本料金が著しく低く抑えられ、1日あたり764点(7640円に相当)となり、仮に医療関係の職員を減らしても病院経営は困難となる。ちなみに、この料金はビジネスホテル並みであり、必要な医療および介護の提供は到底困難である。

2006年、厚生労働省はこのような算定基準導入により、当時約39万床あった「療養病床」を将来的(2012年)に12万床に削減する案を作成したのである。このことは当時大きな社会問題として取り上げられた(療養病床6割削減、社会的入院はなくなるか〝介護難民〟の受け入れ先は?〈読売新聞　2006年2月27日付〉など)。すなわち、療養病床を追われた医療利用度の低い患者といえども、その受け入れ先はなく、医療難民を発生させることが予想されたのである。増え続ける高齢者人口と有病者の増加の現実と、厚生労働省との思惑とには大きな乖離《かいり》があり、日本医師会をはじめとする市民団体から異論が唱えられ、現在療養病床の削減計画は凍結され、それぞれ地方の医療資源に見合った病床数にするよう政策が改められている。2013年時点で療養病床総数には著しい減少は認められていない(一部、『療養病床の再編』　調査と情報第590号、古沼敦)

高齢化が進むにつれ、医療処置の必要性が低い患者の入院が長期化する傾向が現れ、いわゆる「社会的入院」とされる患者の比率が多くなった。本来このような患者は移行先である「介護老人保健施設」（後述）への入所が望まれるのであるが、この患者移行は進まなかった。そこで、厚生労働省は２０１７年に、医療処置の必要度の高い患者を受け入れる「医療療養病床」にスライドさせることにより、より効率的なケアの提供を実施できるだけでなく、年々高額となる医療費を抑える政策を打ち出したのである。

では、その実情を見てみよう。

療養病棟の問題点―看護要員が少なく、過重労働となっている―

療養病棟の問題点は、例えば、医療必要度の低い患者であっても、高齢のため病態の急変があり、その時に対応できる看護職員の要員が少ないため十分なケアができない、ということだ。特に介護、見守りが必要とされる認知症患者には十分な加算が付けられていない。さらに、医療必要度の高い患者であっても「包括医療費（診療報酬額が一定額に決められている）」のため、十分な医療が提供できない。中でも、高齢者医療における感染症の起炎菌（感染症を起こす細菌）である多剤耐性菌（ＭＲＳＡ）対応の高額な抗生剤、補液治療の中心静脈輸液なども包括医療費に含まれている。

さらに、院内感染防止対策、医療安全管理体制への対策などの医療行為上、極めて重要な対策は療養病棟では加算されていない。平均的に看護要員は少なく、日常的な勤務体制は療養病棟では50人の入院患者に対し、日勤帯で医師：1人、看護師：平均5〜6人、介護士：4人、夜勤帯になるとさらに少なくなり看護師：1〜2人、介護士：2人となっている。このように「療養病棟」の現場では多くの問題を抱えており、看護職員の過剰重労働によってやっと支えられていると言っても過言ではない。しかしながら、この現実の姿は一般には伝えられていないのである。

療養病棟の夜 ―ひとときも休めない―

19時、入院患者の食事もすみ、ナースステーションの前に広がるデイルームの光は落とされて、薄暗い空間が広がっている。

ナースステーションには1人、すでに50歳は越したと思われる看護師がデスクのコンピューターの前に座り、画面を見ている。分割された画面にはそれぞれ、比較的軽症の患者のバイタルサインがデジタルで表示されている。一方、別の監視装置には重症あるいは注意を必要とする患者の心電波形、血圧、脈拍数、酸素飽和度の曲線が表示されて、緑色の光で画面全体がうっすらと照らされている。不整脈が頻繁に出る患者のモニターには、心拍ごとに音が出るように設定されていて、音量は抑えてあるが、常にピッピ、という音が聞こえている。看護師は各病室の見回りをすませ、一息ついたところである。今夜の夜勤は看護師1人、准看護師1人、ケアワーカー（看護助手）2人。緊急時に備えて、全病棟に1人のベテラン看護師があたることになっている。

2人の若い看護助手は一緒になって、オムツ交換のため病室に向かっている。この病棟入院患者45人のうち15人はほぼ寝たきりであり、オムツ交換が必要なのだ。1人1人、関節拘縮や、褥瘡などそれぞれの寝ている体位が異なっており、注意深くオムツを交換して体位を元に戻してやらなければならない。オムツ交換の他にベッドサイドに置いたポータブルトイレに誘導して排便や排尿を促すこともある。こうして、排便ケアだけで約2時間かかり、すでに21時を回っていた。ナースステーションに戻り、少し休憩しただけで、排便ケアの記録にとりかかる。

2人の看護師は、喀痰《かくたん》吸引のためにそれぞれの病室を回っている。4人部屋で1人の吸引を行うと、患者の咳込む音と吸引の音が響きわたる。約10人の吸引が終わりナースステーションに帰りつくと、休む間もなくナースコールが点滅し、ブザー音が響く。

「はい、吉岡さま、どうされました？ すぐ行きます」

看護師はすぐに立ち上がり、准看護師に向かって、

「あなた、ステーションにいて。私が行くから」

聴診器と血圧計、体温計、パルスオキシメーターをカートに乗せて病室を訪れる。89歳の

大腿骨転子部骨折術後の女性患者でリハビリテーション継続目的で入院しているのだ。長期入院のため全身衰弱があり、「廃用症候群」となっている。

「看護師さん、息苦しい、キツい」　息使いが荒い。早速、聴診器を取り出して、胸に当てる。呼吸と共に右の胸に明らかに雑音が聞き取れると同時に、心拍不整、脈が速い。パルスオキシメーターを右人差し指につける。しばらくして、赤い文字が点滅して、85％と表示される。血圧計の画面に100／50、脈95と表れる。明らかに痰が詰まっている様子である。早速吸引チューブをベッド上の壁面に設置された陰圧吸引装置に取り付ける。

「吉岡さん、きついね。今、痰を取ってあげますからね。ちょっと我慢してちょうだい」鼻から、チューブを差し込み吸引を始める。粘度の高いやや黄色味をおびた痰が大量に吸引される。

「あ――、ゴホン、ゴホン、くるしい――」との叫び声が病室中に響く。

「ごめんなさいね、もうちょっと我慢して。まだ痰が詰まっていますよ。すぐ楽になりますからね」もう一度、吸引を試みる。今度は、白色泡状の痰が吸引される。

「はい、だいぶ痰が取れましたよ、少し楽になりますよ。でも、お熱が高いですね。ああら、38・3度、すぐ、氷枕を用意しますね」患者は無言で頷いている。やや、楽になった様子である。しかし、オキシメーターの数値は上がらない、やっと90％を示しているに過ぎない。誤嚥性肺炎か市中肺炎発症の疑いがあるのだ。そこで、ピッチ（院内携帯電話）を取り出して、当直医に電話する。しばらく発信音の後にやっと当直医のくぐもった声が答える。

「先生、305号室の患者さんが熱発、サチュレーション低下しています。85％です。右肺に雑音、呼吸促進、頻拍です。血圧、90の50、今、吸引して、クーリングをしています」

「はい、どんな患者さん？　主治医からの発熱時の指示はあるの？」

「はい、大腿骨骨折術後の患者さんで、89歳、女性の方です、一応、38度以上の場合、クーリングで様子を見るようにと事前の指示には書いてありますが、サチュレーションが下がっていています。診察をお願いします」

「では、すぐにそっちへ向かう、305号室だね」日頃は県立病院勤務で、当直のアルバイトに来ている若い2年目の研修医が、看護師の要請に答える。

病棟に到着した当直医は寝ぐせのついた頭をほどきながら、電子カルテを覗き、

「今まで、特に変化なかったみたいだね。尿路感染症もなしか。では、診察しよう」と、看護師と連れ立って、病室に向かい、診察を始めた。

「吉岡さん、苦しそうだね。大丈夫、楽にしてあげますからね」と、声をかけながら看護師に向き合い、

「酸素吸入1ℓ開始、クーリングで様子を見て、下がらないようだと、解熱座薬、ここでは

どんな薬を使っているの？」と尋ねた。

「カロナールです。でも血圧が低下していますので、使って大丈夫でしょうか？」

「そうか、まず、クーリングで様子を見よう。肺炎の疑いがあるので、点滴ソリタ1号500㎖開始、それに抗生剤、スルバシリン1gを生食キット100㎖に混入して、60分かけて点滴、今から、すぐに開始、明日、主治医の指示に従うように」と指示を出して、

「他に問題はないですか？」と看護師に聞く。

「はい、今のところ落ち着いています」当直医は安心した様子で病室を去った。

看護師は准看護師と夜間救急用の点滴セット、抗生剤を取り出し、点滴の用意をすませ、酸素吸入を開始し、点滴を始める。すでに21時半を過ぎている。22時消灯前に病室の見回りをしなければならない。夕刻から始まった患者たちの持続点滴の交換もしなければならない。

息をつく間もなく、ナースコールが鳴る。休憩していた看護助手の1人に声をかけた。

「4号室の樋口さん、大声出しているみたい。ちょっと見てきて」

「はい。樋口さん、いつも今頃、興奮されますよね。では、見てきます」

樋口さんは認知症の患者さんで、78歳、男性、昼間は穏やかなのだが、夜間興奮、せん妄がある。主治医の指示で、あらかじめ処方してある「リスペリドン内用液」を取り出して病室に向かう。

22時の時間帯、病室を巡回して、それぞれの患者の様子を見て異常がないかを確かめながら、褥瘡があり、体位変換が必要な患者には看護助手と一緒に体の位置を変えて、クッションをはさむ。45人の患者すべての巡視を終えたとき、すでに23時を過ぎていた。

「あなたたち、少し休憩したら。24時まで私がみているから」と、看護助手に語りかけ、「今夜もいろいろありそうね。吉岡さん、肺炎みたいだし、酸素吸入で少しはサチュレーション上がったみたいだけど…」

その後、「眠れない」「体が痛い」とのコール、「隣の患者の大声がうるさい」との訴え、点滴交換、突然病室から出てきたせん妄の患者の対応などの仕事が次々と待っていたのである。

こうして、仮眠時間も取れなくなるような夜が終わり、朝6時前のバイタルサイン測定に45人の患者さんを回り、それぞれの測定値を電子カルテに入力した。

療養病棟の入院期間は？ ―病気の状態によって変わる―

ここで、原田さんの様子を見てみよう。

原田さんは、それまで脳梗塞の後遺症を克服し、多少は歩行に不自由さを感じていたが、ほぼ独立して生活を送っていた。しかし、突然発熱し肺炎と診断されて入院、2週間のベッド生活ですっかり脚の筋肉が弱り、それまで不自由がなかった左手の力が抜けるようになっていたのである。療養病棟に入院してから、2週間が経過していた。

「原田さん、リハビリの時間ですよ」　4人部屋の窓側のベッドに横になっていた原田さんに若い理学療法士が声をかけた。

「あら、もうそんな時間？　つい、眠っていましたよ」

昨夜、病室の入り口のベッドに寝ている92歳女性で認知症の患者が、夜中から朝方まで独り言を言っているのが耳障りとなって眠れなかったのである。

「今日は疲れているからおやすみにしたいけど…」

「ダメですよ、さあ、今日は平行棒を頑張りましょう。車椅子にご自分で乗ってください」

ベッド柵につかまりながら、上半身を起こしてなんとか車椅子に乗った。

「はい、よくできました。ほとんど手を貸さずにできるようになりましたね」

車椅子を自力で操作してリハビリテーション室に向かった。理学療法士は横に付き添いながら話しかけた。

「今日は午後から先生の回診がありますから、これからの療養生活について説明があるかもしれません。いつも娘さんが14時ごろにはみえるので、回診の時までおられるように話しておいてください」

入院後、次第に食欲も出るようになり、リハビリテーションにも積極的に参加するようになっていた。

14時過ぎに療養病棟担当の元消化器外科専門医が病棟主任看護師、理学療法士、言語聴覚士、管理栄養士と共に病室を訪れた。週に1回の合同回診である。

「原田さん、随分元気になりましたね。こちらに入院されてからもう2週間、入院生活には慣れましたか?」主治医が問いかける。

「ええ、少しは体が動けるようになりました、あとどのくらい入院しなければならないのですか?」

「そうですね、ご自分で身の回りの生活に不自由を感じなくなるまでリハビリを続けましょう。今のところ、血液検査や胸のレントゲン検査の結果、問題ありませんから早く退院できますよ」と返すものの、明確な答えにはなっていない。

続いて、リハビリテーション担当の理学療法士がこれまでの経過を説明した。管理栄養士は食事摂取状況について医師と患者の顔を交互に見ながら話し始めた。

「入院当初はなかなかお食事が進まないようでしたが、現在は随分食事も取れるようになっています。今まで1日1600キロカロリーでしたから、そろそろリハビリ運動量も増えてきますので、補助食飲料を一つ付け加えて、1800に上げたらどうだろうと思っています」

それを聞いていた次女がほっと安堵した様子で主治医に尋ねた。

「そうですか、よかったあ…。では、あとどのくらい入院が必要ですか?」

「お母さんの回復の様子によりますが、3カ月もすれば退院できると思いますよ」

「それを聞いて安心しました。今までの病院では2週間で退院してください、と言われていたので、ここでは、特に入院期限は決められていないのですね」

「いいえ、療養病棟に入院される患者さんは、一応、急性期の病気の症状が落ち着いて、特に濃厚な治療を必要としない慢性期の状態で、でも、医療の介入が必要な方です。一般的に、この病棟では、特に医療が必要でなくなった患者さんは3カ月から6カ月を目安に退院されています。病院によっては入院時に予め3カ月、6カ月を限度に退院してもらうことを条件にしている所もあります」


基本的には療養病棟での入院期間に明確な期限は設けられていない。ただし、療養病棟の基本的な考えは、慢性期の患者で医療の介入の必要性が高い患者を受け入れることを主眼としており、医療介入の必要度に応じて入院料が定められている。したがって、医療介入度の低い患者の入院料は低く設定されていて、このような患者の長期入院は病院経営上不利であり、できるだけ早期退院を促し、他の施設への移行を促しているのである。

では、療養病棟の入院料金はどのような仕組みになっているのだろう。

基本料金は病状によって異なっている―社会的入院を減らす―

療養病棟設置当初（2002年）は比較的、短期入院を想定していたが、想定した以上に長期利用者（後に社会的入院と呼ばれる）が多かったため、医療費を圧迫することとなった。2021年5月の統計（厚生労働省「病院報告」）によると、療養病棟平均在院日数は、144.8日となっている。これに比べて、一般病棟では、17.1日である。

そこで、療養病棟入院基本料金を病状と医療の必要度、入院患者の医療必要度の高い患者と低い患者との入院比率によって、1日あたりの「包括的入院基本料金」が定められているのである。

このシステムはかなり複雑であり、病状の変化に応じて、毎日「医療区分」リストに記入しておき、それによってその日の基本入院料金が決まることになる。

では、「医療区分」とは何か?

病気とその状態により3つの区分に分けられているのだ。

医療区分3：最も医療処置が必要なグループで、常に医師および看護師により監視・管理をしている状態。医療処置としては、24時間点滴、人工呼吸器使用、気管切開、酸素療法。

医療区分2：病気としては難病が対象で、パーキンソン病、脊髄損傷、慢性閉塞性肺疾患、肺炎、膀胱炎、せん妄、うつ状態など。
医療区分1：医療区分3、2に該当しない者。

この基準は厳格に守られており、毎日、医師と看護師による医療区分記入が求められている。基本的には入院患者の80％は医療区分3、2であることが求められている（医療区分1が20％以上になると、病棟の基準が低くなり、入院基本料金は低く抑えられる）

さらに、複雑なことは、同じ医療区分であっても患者の日常生活動作（ADL）によって3段階に分かれていて、医療区分との組み合わせで1日の入院基本料金が異なっているのである。ADLの判定にあたっては、日常的動作によって点数が決められており、自立（手助け、準備、観察は不要の場合）は0点。準備のみ（物や用具も患者の手の届く範囲に置く場合）から全面依存（丸3日間すべての動作に全面介助が必要な場合）までが6段階に分かれていて点数化されている。その点数により、ADL区分を3段階に分けて、医療区分との関係で基本料金が決められている。（表3）

例えば、病棟の看護師配分が20対1で、しかも医療区分2、3が8割以上の場合、全面的介助が必要（ADL区分3）、医療区分3の患者の場合、1日入院基本料1は**1758点**

療養病棟入院基本料１（表3）

【算定要件】
20対1配置（医療区分2・3が8割以上）

	医療区分1	医療区分2	医療区分3
ADL区分3	934	1,369	1,758
ADL区分2	887	1,342	1,705
ADL区分1	785	1,191	1,424

ADL区分

0	自立	手助け、準備、観察は不要又は1～2回
1	準備のみ	物や用具を患者の手の届く範囲に置く
2	観察	見守り、励まし、誘導が3回以上
3	部分的な援助	動作の大部分（50%以上）は自分でできる
4	広範な援助	動作の大部分（50%以上）は自分でできるが、体重を支える援助
5	最大の援助	動作の一部（50%未満）しか自分でできず、体重を支える援助を3回以上
6	全面依存	まる3日間すべての面で他者が全面援助

6段階で評価し合計 各項目について

項目	支援のレベル
ベッド上の可動性	
移乗	
食事	
トイレの使用	
（合計点）	

ADL区分	ADL得点
1	0～10
2	11～22
3	23～24

（1万7580円）となる。一方、医療区分2、3に該当せず、医療区分1で、ほぼ自立の場合、**785点（7850円）**と極めて低くなるよう設定されている。

この料金はビジネスホテル1泊料金とほぼ同等であり、医療区分1の患者を受け入れるのは、病院経営上、人件費、設備等を考慮すれば赤字となり、このような患者を受け入れることは難しい。一方、医療行政側から見れば、従来言われていた「社会的長期入院患者」の抑制になり、高齢者医療費削減に繋がる政策なのである。ちなみに、看護師配置が25対1の場合、基本料金2に算定され、医療区分1、ADL区分1だと、722点（7220円）である。

この入院1日包括基本料金に加えて、別料金としてリハビリテーション料金が加算される。では、リハビリテーション料金はどのような仕組みになっているのだろう。

療養病棟でのリハビリテーション　―発病からの期間で限界がある―

原田さんは療養病棟に入院して以来、毎日規則的にリハビリテーションを受けている。では、どのような基準でリハビリテーションが受けられるのだろう？　ここでも、回復期リハビリテーション病棟でのリハビリテーション料金の基本が適用されている。それぞれの5疾患群（脳血管疾患、運動器、廃用症候群、心大血管、呼吸器）に分けられて、リハビリテーションの点数が決められている。さらに、この点数は療養病棟の看護師配分、リハビリテーショ

ン専門職配分や設備による設置基準（Ⅰ〜Ⅲ）によっても異なっている。（89頁　表1）

原田さんの場合、肺炎後廃用症候群のカテゴリーに入り、リハビリテーションの限定期間は発病してから120日間である。原田さんは療養病棟に入院するまで、すでに14日経過しているので、残り106日間リハビリを受けることができる。施設基準Ⅰの病棟に入院しているので、リハビリテーション点数は1単位あたり180点、1日6単位までリハビリを受けられ、1080点（1万800円／日）が、入院基本料金に加算されることになる。

一方、原田さんの入院基本料金は、肺炎後気管支炎が十分に治癒しておらず、喀痰が多く喀痰吸引が1日8回必要な状態であり、医療区分2に該当する。したがって、療養病棟入院基本料1の表から、生活状況ADL区分2とすると、**1342点（1万3420円／日）**となる。単純に入院基本料金とリハビリ料金を加えると**2万4220円／日**となる。

この基本料金に加えて、食事代金、リース代金、おむつ代金など諸経費を加算すると約3万円／日となるだろう。この場合、病院側の医療報酬は1カ月あたり、約90万円〜100万円で、一方、原田さんが病院窓口で支払う料金は、その1割であるから、**月々約9〜10万円**である。令和3年からの医療費負担改訂により75歳以上、年収250万以上での医療費負担が2割となるので、**月々18〜20万円**となり、かなり高額となる。

退院時カンファレンス ―自宅復帰を目指して―

原田さんは入院後すでに2カ月近く経過し、毎日のリハビリテーションのお陰でベッドからの立ち上がりもスムーズになり、歩行も安定し、杖歩行で病棟内を移動するのにも不自由を感じなくなっていた。入院当初は咳込むこともあり、痰も多く、度々吸引してもらうことがあったが、次第に呼吸器症状は改善し、飲み込み問題もなく、むせ込むこともなくなっていた。自分自身でも、退院して自宅での生活に自信が持てるようになっていた。そのような時期の合同回診の折、医師による一通りの診察が終わると、スタッフたちの顔を見ながら明るい声で話しかけた。

「皆さんのお陰ですっかりよくなったような気がします。リハビリ、本当にありがとうございます。ところで、先生、いつ頃退院できますか?」

「原田さん、どうです、退院してお家に帰る自信がつきましたか? 先週の血液検査の結果も問題ありませんでした。リハビリの効果もあがり、そろそろ退院してもいいでしょう。その前に、退院時カンファレンスでご家族を交えてあなたの今後の生活について相談しましょう。早速、カンファレンスの日程を決めてちょうだい」と、病棟看護師長に話しかけた。

退院時カンファレンスには担当ケアマネジャー、リハビリテーションスタッフ、地域連携スタッフが同席し、退院後の医学管理やリハビリテーションの継続、生活面でのサポート体制の構築を図っていく。すでに、回復期リハビリテーション病棟から退院時について同じような話し合いが行われるのである。

原田さんのように独居の場合、退院直後に生活リズムや服薬管理、栄養管理面などが崩れやすいので、福祉関係者の介入、薬剤師の訪問服薬指導など適切な支援の導入が図られる。具体的な介入可能な事項としては、「通所リハビリテーション（デイケア）」、「訪問看護」、「ヘルパー介入」、「介護用品借入支援」などのさまざまな面で退院後の生活がスムーズに行われるよう、各スタッフによる説明がある。

カンファレンスに同席していた娘がスタッフ一同に挨拶をしながら、語りかけた。

「皆さま方のお話を聞いて、今後の母の生活面でのサポートについてよくわかりました。ありがとうございます。以前、脳梗塞後にも福祉関係の皆さま方にいろいろとお世話になりました。私たち家族も1人住まいになる母のことをできるだけサポートしていくつもりですが、この度もご配慮いただきお礼を申し上げます」

「お母さん、よかったね、退院できて。それに、この病院にあるデイケアに1週間に2回通えるよう手配してもらっているし、新しいお友達もできるかもしれないね」

「デイケアって、うたうたったり、ぬりえしたりするところ、近所の良子さんもいってるよ。

同じところかな？」

「リハビリもあるし、元気になりますよ」と、ケアマネジャーが話を取り継ぐ。

「それに、原田さんの場合、介護度が要介護1に認定されていますから、介護保険を利用して、自宅に帰られてからもお部屋の掃除、台所の始末など身の回りのお世話をするヘルパーさんに週1回来てもらうよう手続きをしますね」

「それはたすかります、いろいろとお世話になります」と明るい声で答えた。

こうして、退院カンファレンス終了後3日目に、療養病棟に入院してから73日で、無事退院することになった。

第５章

積極的な医療は必要でなくなった
―介護老人保健施設へ―

介護老人保健施設のデイケアにて

原田さんは回復期リハビリテーション病棟を退院してすでに3年経過し、その間、肺炎になり、一般病棟、療養病棟に入院し、退院してすでに83歳になっていた。毎日ほぼ不自由なく生活ができており、自宅の庭の花壇には季節の花を絶やしたことはなかった。日曜日の夕方には娘夫婦が訪れて夕食を共にし、大河ドラマを一緒に楽しむこともあった。週2回のデイケアも欠かさず出向き、2週に1度の老人会のレクリエーションで手芸教室に参加したり、時折グラウンドゴルフにも積極的に加わるなど、規則的な生活を送っていた。

朝9時、今日はデイケアの日。いつもより早く身支度を整え、いつ迎えが来てもすぐに出られるよう準備をしていた。心なしか気分の高揚を覚えていたのである。そこへ、玄関の呼び出しベルが鳴った。

「原田さん、おはようございます。お迎えにまいりました」と若い声が響く。

「はい、すぐ、行きます、用意はできていますから」と言って玄関に向かった。

ワインレッドのスクラブを着た若い女性職員が出迎えて、玄関先に横付けされたボックスカーに手を添えて乗車を促す。すでに、5人のデイケア参加の人達が座っていた。

「おはようございます、今日もよろしくおねがいします」と皆に向かって挨拶し空いた座席に座った。

30分ほどして原田さんのデイケア目的地である「介護老人保健施設」の玄関に到着した。間口の広い入り口からそれぞれのデイケア参加者が出迎えの職員に導かれて、デイケアのホールに入って行く。広いホールには円陣風に並べられた机や、大型スクリーンに向かって並べられた机にそれぞれ参加者が、予め決められた席に着く。職員が1人1人に挨拶を交わしながら、体の調子を尋ねたり、血圧を測定して、個人表に記録していく。今日の参加予定全員のバイタルサインの測定がすみ、10時頃になるとリハビリテーションスタッフ（理学療法士、作業療法士、言語聴覚士）が受け持ちの参加者の入浴支援とそれぞれ決まったリハビリテーションを始める。

こうして、デイケアの1日が始まるのである。デイケアの施設は、このように「介護老人保健施設」に併設されている場合が多い。

原田さんが11時には入浴をすませ、サッパリして自分の椅子に座っていると、担当の理学療法士から声をかけられた。

「原田さん、サッパリしましたね。さて、今からしばらくリハビリをしましょうかね。前回、担当のドクターから面接を受け、随分歩行が安定していると言われましたね。このまま、歩行訓練と脚の筋力トレーニングをするようにとのことでした。今日もいつものようにトレッドミルで歩行訓練をしましょう。では、こちらへいらしてください」

「はい、わかりました。お手柔らかにおねがいします」と馴染みの理学療法士に笑顔で挨拶をする。

「では、心拍数を測るクリップをつけますね。歩くスピードは時速2・5㎞、10分間にセットします」と理学療法士に促されて、トレッドミルに乗る。

しばらくすると心拍数が上がり始め、トレッドミルのモニターに「95」と表示される。トレッドミルの横に立ち原田さんの様子を見ていた理学療法士が、トレッドミルの速度計を操作して、時速2㎞へ速度を落とす。

「原田さん、ちょっと心拍数が上がりましたので、ゆっくりにしますね。せっかく入浴されたばかりなのに、汗をかきますよね、きついようでしたら、休憩しましょうか?」

「ゆっくりやってみますから、大丈夫です」10分間の歩行訓練が終わり、椅子に座り、しばらく休憩したところで血圧計測定を受ける。

「血圧は安定してきました。もうしばらく休憩してから、脚の筋力トレーニングマシンをやってみましょう」

「では、しばらく休憩してからにします。ところで、いずれたずねてみようと思っていたのですが、このデイケアの廊下の向こうはどんな施設なのですか? 確か、先日病院を退院された知り合いの方がここの『老健施設』に入所されたと聞いています。同じデイケアのところなので、一度お見舞いにと思うのですが、どうでしょう?」

「確かに、このデイケアは『老健』の一部、つまり、『介護老人保健施設』に併設されている施設です。ですから、同じ建物の中で、あちらの廊下と繋がっています」

「そうなんですね。最近、昔からのお友達や知り合いの方が、『老健施設』に入ったとか聞くようになりました。私みたいな高齢者が入る施設とはなんとなくわかってはいるのですが、一体どんなところなのですか?」

「休憩時間でお話しするのには、ちょっと長くなりますが、簡単に説明しましょう」

介護老人保健施設とは?

「介護老人保健施設、一般に『老健』と呼ばれていますが、入院していた患者さんが、医療の介入が必要ではなくなって退院して、家庭に戻るまでの期間利用する施設で、介護保険が適用される施設です。つまり、在宅復帰を目指すための施設です。そのため、入所中は介護や看護のサービスのほか、理学療法士や作業療法士からリハビリを受けることができます」

「そうですか。いずれ、私も入れる施設なんですね」

「でも、原田さんの場合はまだまだお元気ですし、それに実際、自宅で生活しておられるので、まだしばらくは入所の必要はないでしょう。いずれ自宅での生活が困難になったり、急性の病気をして治療後、退院した時にしばらく自宅へ帰るまでの間入ることになります。その時は、ここの地域連携室の係の者がお世話しますよ」

「まあ、今のところは何とか自宅で生活できていますから…、でもそれを聞いて安心しました。その節はよろしくお願いしますね」と、笑顔を返し、トレーニングマシンの方へ向かった。

厚生労働省の介護老人保健施設の定義によれば、

「介護老人保健施設とは、要介護者であって、主としてその心身の機能の維持回復を図り、居宅における生活を営むことができるようにするための支援が必要である者に対し、施設サービス計画に基づいて、看護、医学的管理の下における介護及び機能訓練その他必要な医療並びに日常生活上の世話を行うことを目的とする施設」（介護保険法第８条第28項）であり、「その者の居宅における生活への復帰を目指すものでなければならない」ということを基本方針としている（１９９９年厚生省令第40号）。したがって、介護老人保健施設には２つの要件が課せられている。

「在宅復帰、在宅療養支援のための地域拠点となる施設」と「リハビリテーションを提供する機能維持・改善の役割を担う施設」である。（社保審－介護給付費分科会：２０１６年資料２）

かなり難しい言葉で定義されているが、いわゆる「終の棲家」とされる「特別養護老人ホーム」（付記参照）とは異なり、入所はあくまでも一時的であり、「老人ホーム」と「病院」の各要素が入った施設である。

施設には、食事介護、排泄介護、入浴介護などの日常生活に必要な介護のほか、看護・医療、リハビリテーション、レクリエーションなどのサービスが提供される。

一方、住み慣れた地域で自立した生活ができるよう支援する「デイケア」や「デイサービス」（後述）は、訪問介護を提供し、地域と密着した包括的ケアを行う役割をも担っている。

高齢社会を迎え、一定期の入院期間を過ぎると退院せざるを得ないが、退院後自宅での生活ができるような身体状態ではない高齢者が多くなり、年々施設の創設は増加している。

では、この施設に誰でも入所できるのだろうか？

誰でも入所できるわけではない —入所条件は？ 入所期間は？—

この施設には誰でも無条件に入所できるわけではない。基本的には、抱えている病気が安定した後「在宅復帰を目指す者」が入所の対象となる。

さらに、年齢や要介護度（要介護認定制度による判定）などの要件が必要である。原則として、要介護1～5で年齢が65歳以上となっている。

しかし、例外として特定疾患、例えば、がん、骨折を伴う骨粗鬆症や、指定難病である筋萎縮性側索硬化症、パーキンソン病、脳血管疾患など6種の疾患にかかっており、介護保険の被保険者で、要介護1～5の認定を受けている者は40歳以上65歳未満であっても入所できる。また、認知症も特定疾患群に含まれるので65歳以下でも入所可能である。

入所期間についても、施設の本来の設立趣旨に従って長期入所はできないことになっており、おおむね3～6カ月と短期間に限定されている。この点が、入所すれば看取りの時期まで入所できる「特別養護老人ホーム」や有料老人ホームとは異なっている。

入所後3カ月毎に、自宅に帰れるかどうかの身体状況の判定を行い、特に「問題なし」と判定されれば退去しなければならない。しかし、「回復」したと判定されない場合もあり、そのような身体状態であれば入所を継続することができる。現実には、過去の制度で入所した高齢者の長期入所、あるいは、入所以来次第に体力が衰え、医療介入ができなくなった入所者に最期の看取りを行うこともある。

入所時のカンファレンス

高齢男性（吉田さん）の例について話を進めよう。

吉田さんは85歳で、介護老人保健施設に入所することになった。60歳で中堅の化学メーカーを定年退職し、5年ほど子会社の顧問として働いていた。2人の息子はそれぞれ独立し、長男は近くに住んでいるが、次男は離れた土地にいる。退職後は妻と2人で海外旅行を楽しむなど元気に過ごしていた。しかし、3年前に妻を肝臓がんで亡くし、1人で何とか生活していた。というのも現役時代は単身赴任や長期海外出張で、自力で生活する経験を十分積んでいたのである。10年前に歩行が不安定となり、整形外科を受診し脊柱管狭窄症と診断され、手術を受けた。その後、回復して比較的健康な生活を送っていた。ところが、最近になり、次第に歩行が不安定となり、あまり運動もできない状態になっていたのである。少しの距離を歩いても息切れがし、それに、倦怠感があり、脚にむくみも出ていた。それまで何とかできていた1人暮らしにも支障をきたすようになり、ベッドに寝て過ごす時間が多くなっていたのである。

以前手術を受けた整形外科医を受診したところ、検査の結果、脊柱管狭窄症の症状が多少出ているかもしれないが、むしろ、心臓に問題がある「心不全」のためではないかと診断され、循環器内科を受診するよう勧められた。そこで、早速総合病院の循環器内科を受診し、心不全と診断され入院。2週間循環器内科で心不全の治療を受けて回復し、回復期リハビリテーションへ移り、「心血管リハビリテーション」を受けていた。2カ月半ほど、リハビリテーションを受け、何とか歩行が可能となり、日常生活も自力で問題なくできるようになり、退院となった。

しかし、自宅生活に今一つ自信がない。近所に長男夫婦が住んでいるが、妻を亡くした1人暮らしの身では不安があった。そこで、病院の地域連携室の職員と病院入院当時から吉田さんの係となっていたケアマネジャーと相談の上、「介護老人保健施設」への入所が決まったのである。

入所時カンファレンスには長男が同席。いずれの病院での入院時カンファレンスと同じように、医師（管理医師）から病状についての説明とそれぞれ看護師、理学療法士の挨拶と簡単な話の後、最後に、医師から再び話しかけられた。この施設の医師は1人で、白髪で金縁の眼鏡をかけており、すでに還暦を過ぎた年齢に見えた。改まった調子で長男に向かい、話しはじめた。

「今ご入所されたばかりの時に、このようなお話をするのは不適当とは思いますが、ご家族へのお願いがあります。ご承知のように、当施設では基本的には日常生活の維持と介護で、医療の提供は限られています。しかし、入所者の方々の健康管理については十分配慮しており、入所前から飲んでいたお薬は続けて処方して飲んでもらいます。また、簡単な体調不良などの場合もお薬を出すことができます。高齢の方に多い膀胱炎や肺炎の治療は抗生剤投与、点滴、酸素吸入などの医療処置を行います。しかし、ご高齢で入所されておられる場合、万一の不慮の事故、あるいは急変の場合が予測されます。特にお父上の場合、一度心不全にかかられておられますし、急に呼吸状態が悪くなる、あるいは高齢者特有の肺炎などのため病態の急変時に医療側に対してどのような対応をお望みなのか、患者様ご自身とご家族のお考えをうかがっておく必要があります。この場でお答えいただく必要はありませんが、今後このような急変時の対応についてご家族同士でお話し合いをされて、私どもへお伝えいただければと思っております。よろしくご考慮のほどお願いいたします」と、かなり回りくどい言いまわしであるが、ゆっくりと2人に語りかけた。

長男は多少怪訝な面持ちであったが、しばらくして話の内容に気がついた様子で、気を取り直して、

「はあ、なるほど延命治療のことですね。なかなか今決められませんし…、年とはいえできるだけ長生きしてもらいたいとは思いますし、それに弟がなんと言うか…」

それまで黙って話を聞いていた吉田さんは、意を決したような面持ちで言葉を発した。

「先生、言われることの意味はよくわかりました。私もこれまでいろいろと病院の先生方や看護師さんたちにお世話になり、生き延びてきました。これまで、生きてきたのは皆さん方のお陰だと思っています。ところで、私は3年前に妻をがんで亡くしました。妻は最後には点滴チューブ、尿管、人工呼吸器に繋がれて、顔もむくみ、声も出せず、苦しそうな目で私を見つめていました。それを見ていて不憫で、かわいそうで涙が止まりませんでした。どう

して静かに逝かせてやれなかったのかと、あの時のことが今でも目に浮かびます。先生、私の場合も、できればあのような苦しみは受けたくありません。助かるのであれば、それなりの治療をお願いしますが、そうでない場合は、自然の経過にまかせて、静かに逝かせてください」

長男と医師を交互に見つめながら語った。

「わかりました。もし、そのような事態が起こった場合には、よくご相談しましょう」

医師はその後カルテに、「積極的な延命治療は希望しないと、本人の意思あり」と記入した。介護老人保健施設では、最期の看取りをする「ターミナルケア」、いわゆる終末期医療の者も受け入れることができるのである。

「では、これでカンファレンスを終わります」

司会をしていた地域連携室職員が挨拶をする。主任看護師が吉田さんの肩に手をかけて、「では、お部屋まで案内します」と言った。吉田さんはゆっくりと机に手をついて立ち上がり、杖を手元に引き寄せて、尋ねた。

「どんな部屋ですか? 前の病院では4人部屋でしたが、隣の患者さんのいびきがひどく、時々、眠れなくなることがあり、往生しました」

「今から、ご案内するのは病院の4人部屋とは違って、少し広めでそれぞれの入所の方とはパーティションで仕切られています」

「そうですか、ま、しばらくすると慣れるかな?」長男に向かって語りかけながら、看護師と連れ立ってカンファレンスルームを後にした。


どんな「部屋」があるのだろう?—居室タイプにより居室料金が異なっている—


吉田さんが案内された部屋は、病院の4人部屋とは異なり、かなりスペースが広くパーティションで仕切られた4人部屋で、廊下に面して共有のスペースが設けられている。部屋にはかなり大型のクローゼットがしつらえられており、ベッドサイドには床頭台がある。部屋の片隅には小さいながらも洗面台が設置されている。

「さあ、吉田さん、これがあなたのお部屋になります。では、昼食時間までしばらくお休みください」

「いや、どうもありがとう。まあ、これなら広さもあるし、居心地もよさそうだな」カートに荷物を入れて運んで来た長男に向かって話しかけた。

「ああ、前の病院よりいいじゃない、荷物をおろしますよ、自分でできるかな? 衣類はクローゼットに入れておくよ。あとは自分でやってみて」吉田さんは満足気に、杖をつきながら、部屋の様子を見て回った。

11時を過ぎていた。同室の3人は、不在である。おそらく、部屋に案内される時に通ったホールに移動しているのだろう。北向きの窓から差し込む光は柔らかい。しばらく、身の回りの小物を整理して、ベッドに横になった。

「結構疲れたな。ここでしばらく世話になるか。今日はどうもありがとう。何かあったら、連絡するから、もう帰っていいよ」

「うん、では、そうするか」と言葉少なに部屋を出ていった。男同士の会話はあっけなく終わったのである。


老健施設では、民間の高齢者住宅や一部の老人ホームとは異なり、生活の場として、基本的なトイレ、キッチン、浴室などは共用となっており、居室には設置されていない。居室はそれぞれ施設の設立時期によって異なるが、大まかに4つのタイプに分かれる。
◆**従来型多床室**：一般の病室と同じように一部屋にベッド2～4台が配置されており、複数の人がカーテンで仕切られて寝起きするタイプで、プライバシーの観点では難点がある。しかし、居室賃貸料金が安いというメリットがある。多くの場合、居室者の状態を考慮して、トラブルがないように居室者の組み合わせが配慮されている。
◆**従来型個室**：病院の個室と同様、ひとつの部屋にシングルベッドがしつらえられており、

1人で生活できる。従来型と言われるように、老健の設置基準が従来型の比較的古い施設に見られるタイプである。一方、新しい設置基準では次に示す「ユニット型」の建設が義務づけられている。

◆**ユニット型個室**：広い共有スペースの周りに入所者5～10人ほどの個室を配置し、ひとつの生活単位「ユニット」としている。共有スペースにはリビング、キッチン、トイレがあり、ユニット居住者全員が共有して、生活できる空間となっている。

◆**ユニット型個室的多床室**：居室は病院の多床病室とは異なり、大部屋のそれぞれの居室をパーティションで区切っているので、個人用スペースが確保され、比較的プライバシーが保たれる。

これらの居室タイプにより、月々の居室賃料は異なり、ユニット型個室が最も高く、入所者の経済的負担は大きい。従来型多床室が最も安くなっている。それぞれの料金については別項目で解説する。

吉田さんが入所したのは「ユニット型個室的多床室」の居室であった。

11時45分になると、中年の女性介護士が、部屋を訪れた。

「吉田さん、そろそろ昼食の時間です。ホールに案内しますね」

「どうも、来たばかりで疲れていたみたいで、少しうとうとしていました。食事の時間？　どこで食べるの？」と、ベッドから半身起き上がり、尋ねる。

「ホールで皆さんと一緒です。ご案内しますね。車椅子が必要ですか？」

「いや、何とか杖で大丈夫」

ホールにはすでに20人ほどの入所者がそれぞれのテーブルに着いている。ホールの一方の角に病院のナースステーションと同じ「サービスステーション」があり、看護師がコンピュータの前に座って、入所者の方を見つめている。吉田さんを連れて来た介護士に向かって、指示を出す。

「ご苦労さん、今日入所された吉田さんね。では、そこの丸テーブルの清田さんのお隣に案内して、そこを吉田さんのお食事の場所にしましょう」

「はい、どうぞ、吉田さん」介護士がテーブルの空いた場所の椅子をひきながら、吉田さんに座るように促した。

「そうか、ここが私の席というわけだな」隣の白髪で小柄な男性に向かい、

「今日から入所しました。よろしく」と挨拶をする。しかし、隣の男性はちょっと目線を動かしただけで、反応を示さず、うつろな目でじっと前を見たままである。そこで、吉田さんは自分が無視されたことに一瞬戸惑いを感じたが、自分も無視することに決めた。12時、配

膳車から介護士が1人1人名札が付いたトレイを取り出し、それぞれの人達に配っていく。

「今日から入所された吉田さんですね、どうぞ」トレイには、瀬戸物のご飯茶わん、吸い物、大皿には小ぶりのコロッケ2個、レタス添え、小玉トマト3個、ポテトサラダが少々。その隣の小鉢には温野菜の胡麻和え、もうひとつの小鉢にはヒジキの油あげ煮、ヨーグルト、デザートにコーヒーゼリーが付いている。

こうして入所1日目の昼食が終わった。

13時半、吉田さんと同室の3人も部屋に帰っており、それぞれのベッドで昼寝をしている様子で、静かな午後のひと時が過ぎていた。そこに、カンファレンスの折に説明した「老医師」が、看護師を伴って、吉田さんを訪れた。

「吉田さん、居心地はいかがですか？ 少しお話を聞きながら診察しますね。どうぞ気楽にしてください、はい、寝たままで結構ですよ」パイプ椅子を引き寄せベッドの横に座る。看護師の手を借りながら、吉田さんの衣服を脱がせ、上半身を露出する。

「では、大きく息を吸ってください」老医師は昔ながらの丁寧な聴診を行いながら、聴診器を外して、尋ねる。

「今まで、動悸がするとか脈が乱れるとか経験したことがありますね。それで循環器内科で治療されてこられたというわけですな。今のところ肺に問題はありませんが、心臓のリズムに不規則なところがありますね。『心房細動』と向こうの先生から言われていたでしょう?」

「はい、自分では気がつきませんでした。息切れがするし、脚がなんとなく重かったりしたので、病院で診察を受け、なんですか、心臓の力が弱っているとかで『心不全』という診断で入院していました」

「こちらでも、吉田さんの体の調子を見るために検査をして、今後の健康管理の参考にします。胸のレントゲン検査、心電図検査、血液検査、尿の検査をします。今日の午後からこの施設の病院の方で検査を受けてください」老健施設にはレントゲン検査、心電図検査の設備は整っていないのである。老医師はその後、吉田さんの身体状況をつぶさに診察、観察して、部屋を去った。

老健施設の医療・看護・介護体制はどうなっている?—医師は一人—

吉田さんの入所時診察を終えた老医師は、サービスステーションに入り、コンピューターに向かい電子カルテに吉田さんの身体状況を入力し始めた。画面に現れてくるそれぞれの項目にチェックを入れながら、短いコメントを記入していく。時折、遠近両用メガネを持ちあげて近視レンズを通して、細かい項目をチェックする。ここサービスステーションは病院のナースステーションとほぼ同じで、特に老健に特有のものはない。当日のチーフ看護師がここのサービスステーションでコンピューター画面に向かい書類の入力を行いながら、ナースコールの対応にあたっていて、介護士に指示を出している。

ここで、専任の医師（管理医師）をなぜ「老医師」と紹介したのか、説明しなければならない。この施設の管理医師を仮に佐々木医師と呼ぶことにする。

彼は地元の国立大学医学部を卒業し、同時に大学の第3内科に入局した。医局の指導医から1年間厳しい新人教育を受け、第3内科での呼吸器グループに属し、病棟勤務となった。入局してから3年目まで無給医の身分であり、土日に医局関連の開業医での当直で何とか生活費を稼いでいた。そんなある日、医局長から呼ばれて、近隣の第3内科関連の町立診療所への内科勤務を言い渡された。診療所の内科医は10年先輩の医師1人であり、外来、入院とさまざまな内科的疾患を受け入れていた。2年の勤務の間に、一般的な内科疾患の診断・治療技術を身につけ、再び大学病院勤務となった。呼吸器疾患一般の専門医としての研修と臨床研究の経験を積み、2年後には、公立の総合病院の呼吸器内科専門医として勤務。その後、医局の人事で別の総合病院の医長、部長、副院長として長年勤務したのである。60歳になり、院長職への昇格の道はなくなり、医局の紹介で老健施設の施設長として働く決心をしたのである。この施設に勤務してすでに3年、施設の運営、地域連携にも積極的に参加して施設長としてのさまざまな役割を果たしていた。

このように老健施設の医師は、定年あるいは定年間近になり現役の専門領域を退き、比較的医療介入が少ない「老健医師」となる例が多いのである。厚生労働省の統計によると老健医師(管理医師)の2016年の平均年齢は69・8歳である。つまり、医師にとって「老健管理医師」は　第2あるいは第3の職場となっている。

朝9時、施設のサービステーションでは夜勤看護師からの申し送りが行われている。佐々木医師は少し離れたところで申し送りを聞いている。90人の入所者全員の状態を全て把握することは困難である。しかし、特に病状の変化がある入所者には注意をしておかなければならない。入所者の健康管理には職員とのチームによる協力が必要なのである。

老健施設は医療機関ではなく、介護を中心として多種職員の連携によって運営されている。したがって、医師としての医療介入は限られており、100人の入所者につき1人の医師の配置が義務づけられているだけであり、日勤のみで夜間の当直義務はない。

一方、介護面での職員は充実しており、1人の入所者と看護・介護職員の人数比率を1対3とされているので、100人の入所者あたり看護・介護や職員は35人以上が必要となる。したがって、看護師：9人、介護職員：25人、他にリハビリテーション専門スタッフ：1人(理学療法士、作業療法士、言語聴覚士の資格をもつ者)となる。介護職員は長時間にわたり入所者に寄り添って世話をしているのでわずかな変化にも気がつくのである。

しかし、ここで問題なのは、介護職員の過重な労働状況である。十分な「ケア」を行うには、常に入所者の状況を観察し、安全に生活できるよう気を配らなければならない。起床時の着替えの介助、起き上がり介助、食事介助、排便介助、オムツ交換、排尿誘導、清拭、週2日の入浴、歩行介助、それに、入所者のさまざまな要求にも親切に応えなければならない、夜間の睡眠状況の見守りなど、その業務内容は多岐にわたっているのだ。老健はこのような介護士達の絶えまない「ケア」に支えられていると言っても過言ではない。介護の現場は厳しいのである。

夜勤の看護師が昨夜の入所者の状況を説明し終えたところで、その日のチーフ看護師が、それぞれの職種に意見を求め、その日の業務事項について指示を与える。最後に佐々木医師に向かい、質問した。

「先生からの注意や指示はありませんか？　昨夜は皆さん落ち着いていたみたいです」

「そのようだな。ターミナルケアの人の血圧と呼吸には特に気をつけるように。それに、発熱者があればすぐに報告するようにしてください」

「では、先生、今日は来週の処方の分の記入をお願いします。それに、数人の便秘の方の排便コントロールのための便秘薬を処方してください。それと、尿路感染症の方の抗生剤が今日で切れますので、いかがしましょう？　もう解熱していて、尿もきれいになっています。

食事も進んでいるようです」

「そう、では、今日尿検査を出して、問題なければ、抗生剤は飲みきり中止、あとは看護面で水分補給をしっかりするよう気をつけておくように」佐々木医師は早速、来週の90人分の入所者の処方の入力に取りかかった。

老健施設では介護保険で支給される介護報酬額は定額であり、その中に医療費も含まれるので、高額な薬剤や多量の薬剤の使用は経営上問題となる。病院勤務の時とは異なり、管理医師としては薬剤の選択にも十分留意しなければならない。

医師の医療行為には限界がある ―病院への受診、転院を求められることがある―

老健の目的は在宅への復帰であり、管理医師として病気の治療にも制約があり、健康管理が主な業務である。治療できる病気は、特に高齢者に多い「膀胱炎」「肺炎」「帯状疱疹」であり、指定疾患として介護保険から診療報酬として支払われる。しかし、入所中の病態の悪化について積極的医療を必要とする場合、速やかに関連の病院に転院の処置をとることが求められるのである。

佐々木医師の専門は呼吸器内科であったが、長年にわたる臨床経験で高齢者医療全般にも十分な経験があり、「老健医師」として適任であるが、入所者の病態悪化時に十分な治療行為ができないことには不満があった。というのも、前にも述べたように、老健施設にはレントゲン検査機器、心電図検査機器など診断に必要な医療設備は備えられていない。さらに、使用できる薬物にも限界があるからである。したがって、場合によっては、専門的な治療を必要とする場合、例えば、外科、皮膚科、婦人科、耳鼻咽喉科など専門分野の受診をしてもらい、専門医から治療方針などの助言を受けることがある。

佐々木医師は全入所者90人分の処方に目を通した。処方をし終えたのは12時近くであった。午後から新入所者の診察と「ターミナルケア」の入所者の回診の予定が入っている。

入所費用はどのくらい？―居室や介護度によって異なる―

吉田さんが入所してからすでに1カ月が経過した。日常の生活にも慣れ、体調もかなり回復してきた様子である。朝7時には介護士から声をかけられて起床、7時30分にはホールへ移動して、いつもの指定席に座る。朝食が配られ、8時までにはすませる。しばらく、ホールにとどまり、大型テレビで朝のニュースバラエティー番組を見て過ごす。10時頃になると理学療法士から声をかけられる。

「吉田さん、リハビリを始めましょうかね、調子はいかがですか？」

「まあ、ここに来てからもう1カ月経ち、随分生活にも慣れてきたよ。時には杖なしで歩いてみたりしているけど、やっぱりまだ、不安定で怖い」

「まあ、あせらずに少しずつ頑張りましょう。転ばぬ先の杖と言いますから、まず杖は外さないようにしましょう」

老健施設での事故は主に転倒であり、場合によっては大腿骨転子部骨折を起こし、救急搬送されて総合病院に入院となることがある。「転倒」は、介護での注意事項としてリスク第1因子としてあげられており、常に入居者の見守りで「転倒防止」に努めているのだ。

「今日は、バランス訓練とその後、トレーニングマシンを使って脚の筋肉のトレーニングをしましょう」と、リハビリテーション室に誘導された。

11時にはリハビリテーションを終え、自室に戻った。多少疲れたのかベッドに横になっている。そこへ、ベージュ色の事務服を着た女性職員が看護師と共に訪れた。

「吉田さん、こんにちは。リハビリはいかがでしたか？　私は事務会計係の村田と言います。今日は入所されてから1カ月経ちましたから、入所費用の概略について説明にうかがった次第です」丁寧な挨拶をして、入所費用明細書を封筒から取り出した。

「一般的にはお宅に郵送するのですが、吉田さんの場合、ご自宅にお1人住まいとのことで、直接この入所費用明細書を持ってうかがいました」

「はあ、そうですか。大体の必要経費については入所時にケアマネジャーさんと地域連携室の人から話を聞いていました。まあ、私の年金の範囲で何とかなるだろうとは思っていましたが・・・。ところで、どのくらいになるのですか？」

事務員は明細書を差し出しながら答えた。

「ここに、いろいろと明細が書いてありますが、吉田さんの場合、1割負担で合計しますと、30日で12万円ほどになります」

「えっ、そんなにするのですか、せめて10万円以内かなと思っていました」

「そうですか、入所されてから1カ月目には何かと費用がかかるかもしれませんね。詳しくは、ご納得のいくように説明します。まず、ここの施設は新しい老健施設の基準で運営しています。従来型の古い老健施設とは異なり、より手厚いサービス体制を提供していますので、少し割高になっているかもしれません。まず入所されている居室ですが、『ユニット型個室的多床室型』ですので居住費は5万円になります。それに、吉田さんの場合、介護度が要介護1ですから施設介護サービス料が約2万3０００円、食費は一律4万3０００円で、その他の費用、例えばリハビリ費用などを合計しますと約12万円になります」

吉田さんはしばらく明細書を眺めながら、つぶやいた。

「なるほど、居住費が高いわけか」

それを聞いた事務員はうなずきながら続けた。

「そうですね、こちらの施設と違って、従来型の施設ですと、大部屋で居住費が1万円程度となりますから、随分お安くなります。それに入所者の経済状態によっては居住費は加算されません。さらに支払い限度額が決められていますので、ご高齢で収入が少ない方々には優しいシステムになっています」

吉田さんはやや納得した様子で、言葉を返した。

「わかりました。早速長男に連絡して支払うようにします」


老健施設の入所全般の費用については、複雑な仕組みになっていて、施設によって介護サービスや施設基準が異なり、わかりにくい点が多い。2018年に改定された基準に従って一般的な例について説明を試みる。
(1)老健は「公的施設」であり、各個人が支払い、国庫に入る「介護保険料金」により運営されている。したがって、入所一時金などの初期費用は不要である。
(2)入所後に月額費用として、「介護サービス料」と「生活費(居住費、食費)」を負担。
(3)サービス料は介護度によって異なっている。
(4)施設基準、居室タイプによって異なっている。

即ち、「**基本的介護サービス料**」「**居住費**(家賃に相当)」「**食費**」である。

費用は医療保険とは異なり、単位/日(1単位:10円)で計算される。そこで、介護報酬算定の構造(厚生労働省)の表に従って、従来型老健で、多床の場合を見てみよう。

月額利用料を30日、1割負担として計算する。賃料、つまり**家賃に相当する費用は377円/日、30日で1万1310円**である。**食費は1392円/日、30日で4万1760円**、これに介護度により計算される**介護サービス料が要介護2の場合、910円/日、30日で2万7300円が加わり**、合計すると**8万370円**となる。月8万円相当となる。

吉田さんのように、**新しいタイプの老健施設では賃料が1668円/日、30日で5万40円となり**、**介護サービス料、要介護2の場合841円/日、30日で2万5230円、食費を加えると合計11万7030円**、約12万円となる。

ここに示した費用は、基本的サービス料であり、リハビリテーションや医療連携サービスを利用するとさらに料金が加算される。これらのサービスを「**加算サービス**」と呼び、さまざまな項目があり、基本的サービス料と同様、1割負担となる。

例えば、週3回個別リハビリテーションを行っている場合、入所後3カ月を限度に「短期集中リハビリテーション実施加算」が算定され、**240単位/日(2400円)**、**したがって30日で7万2000円**となり、自己負担額はその1割であるから、**7200円**となる。加算料金としてはかなり高額となる。

その他、「ターミナルケア加算」として、死亡以前（3日から40日まで）、160単位／日（1600円）、自己負担160円となる。その他、栄養管理加算、特定疾患加算（7日を限度）、認知症専門加算、在宅支援加算等がある。中でも、**認知症行動・心理症状緊急対策加算（入所7日を限度）200単位／日の自己負担は、30日で6000円**となる。これらの「加算サービス料」が基本介護サービス料以外に支払いの対象となる。したがって、月々に支払う利用料金は、施設基準と介護サービス、さらに入所者の状態によっても異なってくるのだ。

ターミナルケアとは？ ―老健施設で静かな最期を迎える―

佐々木医師は午前中に90人分の処方をすませ、午後からは「ターミナルケア」となっている入所者の回診をする予定であった。サービスステーションに着くとすぐにチーフ看護師から報告があった。

「5号室のターミナルの原田京子さん、呼吸状態が悪くなって、サチュレーション80まで下がっています。それで、酸素吸入2ℓで開始しています。血圧も低く、80の50で、意識レベルの低下、反応されません」

「それでは、酸素をマスクで5ℓまで上げてみよう。確か不整脈もあったようだし、心不全が急に進行したのかもしれない。いよいよ原田さんは最期を迎えることになったようだ。早速、家族に連絡してちょうだい」コンピュータを操作して原田さんの画面をスクロールしながら、指示を出す。

2週間前に話を戻そう。

原田さんはその時89歳になっていた。夫は14年前に肺がんで亡くなっている。80歳の時、脳梗塞を発症し、軽い右半身麻痺となったが、85歳までは、なんとか元気で娘宅に同居して生活していた。週に2回、老健施設のデイケアに通っていた。しかし、次第に、足腰の衰えと共に物忘れが出るようになり、引きこもりがちになっていたのである。88歳の冬、インフルエンザにかかり、肺炎を発症、以前入院したことがある総合病院に入院。何とか一命はとりとめたが、寝たきりの状態となり、療養病棟に移った。療養病棟で治療中、誤嚥性肺炎を起こしたことがある。幸い、抗生物質投与により回復し、リハビリテーションの甲斐あって、離床可能となっていた。その後、自宅復帰を目指して6カ月前にこの老健施設に入所となっていた。入所1カ月を過ぎる頃から咳が出るようになり、脚のむくみが目立つようになっていた。食事摂取量も減少していたのである。認知機能の低下も認められ、ほとんど一日中眠って過ごすようになっていた。

定期的血液検査で、低アルブミン、軽度の貧血、心不全のマーカー上昇、腎臓機能低下、肝臓機能低下が認められるようになっていた。次第に全身の衰弱が進行していたのである。老健施設として、栄養面での補助、日常生活での介護にも十分な配慮が払われていたのだが、腎不全、心不全、食欲不振などの病態に対する医療加入には限界があった。

そこで、今回の病状が悪化する2週間前に佐々木医師は家族と面談をし、詳しく病状について説明し、今後のケア方針について相談することにしたのである。

14時、カンファレンスルームには娘夫婦と、地域連携室職員、担当のケアマネジャーが席についていた。佐々木医師と主任看護師が入室して、それぞれに目礼をする。

「今日は、お母様の今までの病状の経過について、ご説明しようとお集まりいただきました。入所以来、できるだけ病状が回復してお家に帰れるように、リハビリや介護面でお世話してきたのですが、次第に元気がなくなられてきました」

一通り現在の病態について説明が終わると、うなずきながら話を聞いていた娘は沈痛な面持ちで尋ねた。

「そうなんですね。面会に来る度に母の元気がなくなり、食事も進まない様子で、心配していました。前に脳梗塞を起こした時はすぐに話もできるようになり、面会に来る度に回復している様子がわかり、私たちも安心していましたが、今度は、どうも様子が違うようです。

先日見舞いに来た時はすっかり痩せて精気がなく、目をつぶったまま話もしませんでした」

「そうですね、次第に衰弱が進んでいるようです。先ほどお話しましたように、お母様の場合、心臓の力が悪くなっている心不全と腎臓の働きがかなり弱っている腎不全の状態です。この施設では、特に積極的に治療することもできませんので、専門の病院に入院して治療し、少しでも病状が改善すれば、また、こちらでお引き受けすることができますが、今後のお母様のケアの在り方についてご家族のご意向をうかがいたいと思います」

「そうですか。私にも随分衰弱している様子はわかります、で、また、専門の病院で治療を受ければ、改善の余地があるのでしょうか？　先生の率直なお考えをお聞かせください」

娘は気丈夫な様子で、夫の方に目をやりながら尋ねた。佐々木医師は少し言葉に詰まった様子であったが、改まって答えた。

「なかなか難しいご質問です。医療には常に不確定要素がつきものですから、明確なお答はできません。その上で、申し上げますが、これまでの私の経験から推測しますと、残念ながらお母様の病状は厳しいものがあるとしか申し上げられません。つまり、腎臓の機能を何とか維持するには血液透析を行う、心臓の働きを助けるためにいろんな薬を使う、食事が取れない場合、点滴や鼻からチューブを挿入する経鼻経管栄養補給、あるいは胃に孔《あな》を開けてチューブから栄養液を注入する胃瘻《いろう》を造る、呼吸状態が悪くなれば気管支にチューブを挿入して人工呼吸器につなぐなどの積極的な処置、治療を行うなどの選択肢があります。しかし、残念ながら、これらの積極的な治療を行ったとしても、お母様の病状が改善する見込みはないように思われます。お気の毒ですが…」と、言葉を濁した。

「そうですか、父が亡くなった時、総合病院で今、先生が言われたような積極的な治療をしたのですが、結局、集中治療室で人工呼吸器やらいろんな機械につながれたまま、なかなか会うこともできず、亡くなりました。一緒に立ち会った母は涙ながらに、あんな姿で可哀そう、そっと逝かせてあげたかった、私の場合は静かに皆に囲まれて逝かせてちょうだいと、言っていました」涙を滲ませて答えた。しばらく沈黙の時間が続いた後、意を決したかのように医師を見つめながら尋ねた。

「先生、他の病院に移さず、このまま施設で先生や皆さん方に看てもらえないでしょうか?」

「ご家族のお気持ちはよくわかります。今すぐ、なにか病状が悪くなるというわけではありませんが、施設としてできる限りのケアをするよう心がけましょう。このような状態になられた入所者には『ターミナルケア』と言って、ご本人、ご家族の希望にあわせて、無理な医療介入や処置は控え、可能な限り時間をかけてケアし、看取りまで静かにお世話することができます。お話をうかがったところお母様のご意向もありますし、最後までこの施設でお見守りいたしましょう」

「ありがとうございます。そうしていただければ母も心安らかだろうと思います。私たちもいつでも顔を見に来れますし、話もできます」ほっとした様子で、涙を拭った。すると、それまで沈黙して佐々木医師の話を聞いていた夫が、妻に話しかけた。

「あんたの気持ちはよくわかる。それにお義母さんも以前から『静かなお迎え』にしてと言われていたことを私も知っているよ。でも、東京にいるお姉さんの気持ちはどうだろう？よく相談した方がいいのでは…」

「そうね、今日の先生のお話を姉に伝えて相談しましょう。先生、このことについては後日お返事します」

2日後、原田さんの娘夫婦は医師と主任看護師からターミナルケアについて再び詳しい説明を受けて、同意書にサインしたのである。

老健施設の基本的な役割は在宅復帰であるが、長期の入所中、次第に病態が悪化して、終《つい》には亡くなるまで施設に留まり、**看取りをする（ターミナルケア）**こともできる。

ここに、ある老健施設の「ターミナルケア説明書」があるので紹介しよう。

ターミナルケア説明書

ターミナルケアとは、医学的処置をしても、治癒の見込みがない方に対する、生命の終焉における包括的なケアのことです。

当施設のターミナル期の援助の主なものは、下記をご参照ください。

・本人の嗜好に合わせて、無理な介助はせず、可能な限り時間をかけて希望にそうように努めます。
・スキンシップ、コミュニケーションによる継続的な見守りを行います。
・室温、採光、換気を含む、ベッドサイドの環境整備に配慮します。
・医師、ご家族様と相談し、過剰な処置は行いません。
・苦痛に対して、マッサージ、保温、体位交換など適切に対応します。
・ご本人の負担を軽減するため、可能な限り複数で保清，更衣、排泄介助を行います。

なお、施設で亡くなることは尊厳死と国から認められており、看取りをさせていただくにあたり介護保険法に定められた看取り加算を、算定させていただきます。

＊ターミナルケアをご依頼された場合でも、ご家族が病院搬送を希望された場合は、可能な限り病院調整を行います。

人生最期の時は、死に逝く人を孤独にさせないよう、できる限りご家族に見守られて安らかな死を迎えられるようご支援させていただきたいと考えています。ご家族様の理解と協力を心よりお願い申し上げます。最期まで人間らしく尊厳を保ちながら安らかな死を迎えられるよう、職員一同誠意をもって努めさせていただきます。

原田京子さんの容態が悪くなった時に話を戻そう。

2週間前にターミナルケアの病室に移されてから、覚醒状態も悪く、次第に食事摂取量は少なくなり、時間をかけて食事介助をしても、飲み込みが悪くなり、喉に詰まらせるようになっていた。1／2全粥食も半分以下、水分摂取量も少なくなっていた。そのような時には脱水を防ぐために補液500㎖を点滴で補っていた。

「ご家族には連絡とりました。娘さんが1時間ほどでみえるそうです」主任看護師が報告する。佐々木医師は原田さんのベッドの横に立ち、呼吸状態を観察している。

「少し、呼吸が浅くなっている、酸素吸入はマスクに替えよう」ベッドサイドのテーブルに置いてある時計は14時を指している。

「家族がみえるまで、まだ大丈夫だ、血圧は?」うしろを振り向き主任看護師に指示する。

「はい、まだ80の50(最高血圧／最低血圧　80／50㎜Hg)のままです、脈不整で98です。サチュレーション75%です」

「では、しばらく様子を見よう、原田さん、つらいですね。すぐに娘さんがみえますよ」

声をかけながら、そっと手をさすする。声かけにわずかに反応した様子で、うっすらと目を開けるが、マスク越しに声は出ない。原田さんのベッドには1本の点滴チューブと酸素吸入マスクが掛けられているだけである。静かな時間が流れている。

「では、家族がみえたら呼んでください」静かに部屋を出て、サービスステーションで待機していた。その間、電子カルテに原田さんの容態を詳細に入力した。

「先生、原田さんのご家族が到着されました」と、ピッチ（院内携帯電話）に呼び出しが入った。

「はい、すぐにそちらへ向かいます」すでに15時を過ぎていた。

原田さんの居室には、娘夫婦と高校生と思われる孫娘が心配そうな面持ちでベッド脇に佇んでいた。

「先生、母の容態はいかがでしょう、先ほど看護師さんから電話があり、かなり厳しい状態とのことでした」まず、娘が口火を切った。母親の手を握りながら、声をかける。

「お母さん、大丈夫？　私よ、見える？」耳元に顔を近づけながら、左手は母親の体を包むような仕草で語りかける。速い呼吸使いの中から瞼がかすかに動いたような気配が見えた。

「わかるのね。美恵子も来ていますよ。ほら、おばあさんの手を握ってあげて」と、孫娘に促す。

佐々木医師はその間静かに看護師と共に家族3人のうしろに立っていたが、少し間をおいて、話し始めた。

「原田さんは昨日までは比較的穏やかでしたが、今日午後から次第に血圧が下がり意識もはっきりしない様子になっておられます。呼吸状態も悪く、先ほどから酸素吸入を始めたところです。でも、なかなか酸素が体中に行き渡らない状態になっておられます」

「先生、母は苦しくないですか？ 息が速くて苦しそうに見えます」すでに65歳になっていた娘は、振り向き涙を浮かべながら、問いただした。

「お母さんの意識の中はわかりませんが、先ほどからすでに脳への酸素供給が少なくなっており、意識を司る部分の神経細胞は働かなくなっているものと、思われます。おそらく苦しいという感覚を覚えておられないのではないでしょうか。呼吸が速いのは、私たちの脳の中で無意識で働いている生きるための神経、自律神経というのですが、その神経系が今はまだ働き続けているためではないでしょうか。でも、しばらくすると、その神経も働きが鈍くなり、穏やかな呼吸に代わります。今は静かにお見守りいたしましょう」佐々木医師はかなり、慎重に言葉を選んで説明した。医師の説明を聞いて、3人の家族は少し納得した様子でお互いに目をあわせた。

「先生、お話は少しわかりました、でもこのまま、何もしてあげられないのでしょうか？」

「少し酸素吸入の量を増やしてみましょう。では、5ℓに調整します」と看護師に指示を出す。酸素吸入の音がマスクから漏れる。看護師がパイプ椅子を3人に用意して、母親の右に娘、その向かいに夫と孫娘を座らせた。

「それでは、皆さん、静かにお見守りください。御用の折りはこのナースコールを押してください」佐々木医師と看護師は家族に黙礼を交わして部屋を後にした。

そこには、静かな家族の親密な時間が流れていたのである。あの、父親が集中治療室で亡くなった時の喧騒と父親に繋がれたさまざまなチューブと監視装置はここにはない。ただ、点滴チューブと酸素吸入マスクとかすかに漏れ出す音だけであった。

穏やかな午後の光が部屋に注いでいたのである。

その日の17時15分、原田さんは家族に見守られながら静かに息を引きとった。89歳の生涯であった。

「尊厳ある死」だったのだろうか？ —家族の後悔—

原田京子さんが亡くなられてから1週間経ったある日のこと、離れた所に住んでいた原田さんの長女が施設を訪ねてきた。病棟のスタッフにそれぞれ挨拶をされた後、しばらく佐々木医師と話がしたいとの申し入れであった。何か不満でもあるのかと思いながら、カンファレンスルームに案内し、お互いに挨拶を交わし、席に着くと、彼女は、直接目線をあわせず、

やや下向き加減にしながら、

「この度はいろいろとお世話になりました。施設に入所以来長いことお世話になり、ありがとうございます」と言うその表情には、なにか思い詰めた様子が窺われた。

「この度はお気の毒でした。私どもの力が至らずご不幸な結果になり残念に思っています。お母様の治療にあたり何かご不審な点、ご不満な点がありましたらおっしゃってください」

と、佐々木医師は語りかけた。

「いいえ、特に先生やスタッフの皆さんに申し上げることはございません。本当によくしていただいて感謝しています。先生、でも心残りなのは、本当に私たちの選択が正しかったのかということなのです。あの日、施設から妹に危篤状態だと知らされたと連絡があり、すぐに駆けつけたのですが、すでに亡くなっていました。母の死に目に間に合わなかったのです。先月、母を見舞いに来て話をして以来、母とは何も話すことができないままに母は逝ってしまいました。あの時、話をしていても、時々意識が途切れがちでしたが、きっと何か訴えたかったのだと思います」と、一気に話すと、目にはうっすらと涙が浮かんでいた。しばらく、沈黙が続いた。

「母は生前、『もうここまで生きたのだから、〈静かにお迎え〉を迎えたい』と言っていました。でも、私たち家族の身になれば、できるだけ生きながらえてほしいとの思いだったのです。

できれば積極的な治療をして、少しでも長生きしてほしかったのです。母は生前の思い通り、本当に『静かなお迎え』を迎えることができたのでしょうか？　先生、『尊厳ある死』とはあるのでしょうか？　どうすれば『静かなお迎え』を迎えることができるのでしょうか？」と、語りながら、医師に向かい合った。この60歳代の聡明な女性の顔には明らかに苦悩の色が読み取れたのである。

「お悩みのことはよく理解できます。でも、決してご自分を責めないでください。私自身を含め医療側でもあの場面でどうしてあげたらお母様の病状を改善し、少しでも苦しみを和らげてあげられるか悩んでおりました。それまでの治療の上で落ち度はなかったのか、早めに救急病院に移し、人工呼吸器を装着してあげた方がよかったのかどうか、今でも明確な答えを出すことができません。医師としては1分、1秒でも命をながらえる治療を行うのが当然の義務であります。一時的にお母さんの呼吸の苦しみを和らげてあげることができたことと思いますが、しかし、人工呼吸器をつけていること自体が潜在的にお母さんにとってはストレスとなり、苦しみを与える結果になるかもしれません。本当に残念だったとしか申し上げられません」と、佐々木医師は苦渋の面持ちで答えた。

「いいえ、先生方には最善のケアをしていただいたと思います。でも、やはり、一言でも母と会話を交わしたかったとの思いは変わりません。先生、『静かな安らかなお迎え』は本当にあるのでしょうか?」と、再び質問を投げかけてきたのである。

「確かに、私たちには社会全体を含め『安らかな尊厳ある最期』を迎えたいとの願望があります。でも、残念ながら現代社会ではそれが達成できるのはほんのわずかな方々に限られているのです。確かに昔は、家族の皆に囲まれながら、静かに息を引き取られる『静かな尊厳あるお迎え』の場面がありました。しかし、それでも、人が死にゆく過程にはさまざまな場面があったのです。朽ち行く道筋には人として自己決定権を持った尊厳ある過程はあり得ないのです。私たちが生きている状態から、一つ一つの細胞がその働きを失い、一つ一つの臓器がその機能をなくしていく過程にはさまざまな症状が起こってきます。これはどうしても自分の意思でコントロールできない状態なのです。『尊厳』という言葉の定義が、昔の哲学者が述べたように、『人としてあるいは人格としての価値、心の自由としての価値、無条件に人として備わった価値』とすれば、これらの価値を自分自身の内外から侵害されるのを未然に防ぐことが『尊厳』を保つことになるでしょう。しかし、私たちの朽ち行く過程には『その人としての価値』を保つことができなくなるのです。最後には意識が消失し、次第に呼吸が止まり、絶対的な『無』、すなわち死を迎えます。人はこの最後の場面を迎えるまでに人それぞれのさまざまな道筋をたどるのです。確かに、お母様の場合、ご自分の意志で旅立ちへの道筋を選ぶことができませんでした。しかし、今、私たちはお母様の辿られた道筋を受け入れるしかありません」と、慰めの言葉とはならない返事をした。

これが現実の姿なのである。生物学的観点に立てば、「死」は自然の姿であり、受容すべきものである。

しかし、これは医療サイドの言い訳ではないのだろうか？ 佐々木医師の医療行為、「積極的に行わなかった行為」が、果たして適切であったかという疑問は常につきまとうのである。医師としては、あの呼吸不全の場面で人工呼吸器装着を勧めることが当然の義務であり、生命の維持に必要とされるのである。しかし、人工呼吸器装着により少しでも呼吸苦から救いたいという医療行為そのものが、実は患者さんにとっては身体的ストレスとなり、苦痛を招くことになるのではないだろうか？ 医学には不特定要素がつきまとうとはいえ、「医療行為を行った」、あるいは「積極的には行わなかった」佐々木医師当人としては釈然としなかったのである。

最期の迎え方、親子でのずれ

ここに興味ある調査がある。日本財団の調査によれば、「人生の最期を迎える際、重要だと思うこと」を尋ねると、「可能な限り長生きする」を重視すると答えた子世代（35〜59歳）は45・5％、それに対して親世代（67〜81歳）では27・4％であり、「積極的に医療を続ける」の割合は子世代で49・2％と、約半数が積極的医療を希望しているが、それに対して親世代では29・5％と、約3割程度である。最期を迎えるにあたっての「思い」は親子の間でずれがあることがわかる。さらに、誰しも最期は自分の家で迎えたいとの思いだが、「最期を迎える際に避けたい所」の問いに、親世代が「子の家」42・1％、子世代では「介護施設」44・5％が最も多かった（熊本日日新聞２０２１年6月2日付夕刊）。このように、人生の最期にあたって、本人と子供の思いに「ずれ」がある。医療の現場では、本人の意思を尊重するが、同時に子の思いにも配慮しなければならないことがあり、ジレンマに陥ることがあるのだ。最期を迎えるにあたっては、家族とも十分な話し合いが求められるのである。

介護施設から退所の時期が来た ―小規模介護施設へ―

吉田さんの話に戻ろう。

老健施設に入所してすでに3カ月が過ぎていた。毎日の生活にも慣れ、リハビリテーションも順調に進んで、居住区内であれば、杖歩行もできるまでになっていた。幸い心不全の兆候もなく、入所時は高かった心不全検査値は正常範囲の上限にまで下がり、他の血液検査の値もほぼ正常範囲までになっていた。その頃、回診で佐々木医師より退所を勧められたのである。

「吉田さん、こちらに来られてから3カ月経ち、生活にも慣れた様子で、かなり自立した生活を送っておられるようですね」

「はあ、お陰様で歩くのにもだいぶ自信がつきました。トレッドミルで2kmほどは息切れもせず歩けるようになれました」笑顔で答える。

「それはよかったですね。先日からの検査の結果でもほとんど問題はありませんでした。ところで、前にもお話したように、この施設では皆さんが自宅へ帰るまでの間、身体の調子を整えてあげることを目標にしています。吉田さんもそろそろご自宅復帰のことを考えてはいかがでしょうか。いや、すぐにとは言いません。ご家族ともよく相談されて、今後の生活のあり方の計画を立てられたらどうでしょう。こちらの施設の地域連携室係とケアマネジャーさんも十分ご支援いたします。いずれ、ご家族との話し合いの末、ご連絡してください」

「わかりました。家のこともありますし、私もそろそろ今後の生活について考えなければならないと思っていたところです。ここにいますと、まあ『3食、昼寝付き』とでも言いましょうか、いろいろと皆さん世話をしてくれますので、つい慣れていました。息子たちとよく相談してみます」と答えた。早速長男に連絡すると、数日後の土曜日に長男が見舞いを兼ねて施設を訪れた。

「久しぶり、元気そうじゃない。施設の看護師さんからも連絡があり、最近の様子を知らせてくれて、今後退所のことでも相談したいとのことだったけど、よかったじゃない。随分、持ち直したみたいだね」しばらく、互いに近況の話があった後、

「うん、そろそろ、退所の時期みたいだな。施設としても勧めてくれてるし、家のことも気がかりだし、お前たちとも相談しなければならないと思っていたところだ」ベッドに起き上りながら、長男に向かい合った。

「で、自宅に帰る？　時々行って窓を開けて風通しはしておいたけど。お袋が逝ってから何年になるかな？　元気な時に1人暮らしは気楽でいいかもしれないが、俺たちが出てからもう半世紀、家は古いし、段差はあるし、不自由な身では住みにくいのではないかな。俺のところは子供たちは巣立って、それぞれ独立しているし、部屋は空いている。どうだろう？家内とも話したのだけど、承知してくれているし…」暗に同居を勧めている。

「うん、話はわかった。でも、独り身で長年好きなように暮らしてた家が一番だな。それに、これからもできるだけお前たちに迷惑をかけたくないし、何とか自宅で生活できるよう施設の方でも考えてくれるらしい。ヘルパーとか訪問診療とかあるし、1人でやっていけそうだ。先日、個々のリハビリ担当の人とケアマネジャーが退所前の自宅訪問で、家の様子を見てくれたんだ。段差をなくすとか、風呂場、台所の改装をすれば、十分住めると言ってくれたよ。それに改装費用は一部補助金も出るそうだ。まあ、行き先は長くはないが少し部屋も模様替えしたいし。そんなわけで、お前たちの申し出は有り難いけど、家で過ごしてみるよ」

「それは、住み慣れた所がいいに決まっているけど、もしものことがあった時は心配だしね。

そういう時のケアはしてくれるのかな?」

「多少弱ってくれば訪問看護の人が来てくれて世話してくれるらしいし、大丈夫だと思うよ」

「そういう介護のケアがうまく連携してくれればそれにこしたことないけど、大丈夫かな?」

「まあ、先のことはあまり考えないようにしているよ。何といっても、自宅の畳の上で静かに逝きたいしね。まあ、施設の方でも、それなりの事情があるらしく、自宅に帰れそうな入所者にはそれとなく退所を勧めているし、長居はできないので、ここを出て、改装や何やらがすむまで、しばらく、別のホームとやらに入ってみようかなと思っている。家の近所にも『ケアハウス』があるし、時々家の様子を見に行けるしな。ケアマネジャーさんたちと相談してみるよ」息子は同居の件を持ち出してみたものの、説得は半ばあきらめ、一方、多少安堵した様子でもあった。

「そうか、親父が気がすむようにすればいいかな。とにかく、その方向で進めてみますかね」

こうして、吉田さんは退所することになった。

第6章

自宅へ帰る前に
―介護付き有料老人ホームへ―

ケアマネジャーとの相談 ―どんな施設を選ぶ？―

老健施設に入所以来、何かと世話をしてくれていた中年のケアマネジャーが退所前の吉田さんを訪れた。ケアマネジャーは地域包括支援センター（地域住民の心身の健康・生活安定のために必要な援助を行う機関。市町村もしくは、市町村から委託を受けた社会福祉法人、社会福祉協議会、医療法人などが主体となり運営されている組織）の要員であり、この老健施設と連携して仕事にあたっているが、施設直属の職員ではない。したがって独立して担当の患者の相談に乗ることができる。

ケアマネジャーとは、介護保険制度上の正式名称は「介護支援専門員」であり、通称「ケアマネ」と呼ばれている。基本的なサービス業務の内容は、「要介護者や要支援者の相談や心身の状況に応じ、介護サービスを受けられるように介護サービスなどの提供についての計画（ケアプラン）を作成し、市町村・サービス事業所・施設、家族などとの連絡調整を行う」ことである。

そこで、吉田さんのケアプランを作るにあたり、吉田さんの希望を聞くために訪れたのである。その後、介護関係者、医療関係者、当事者、当事者の家族などが一同に会するサービス担当者会議を開くことになる。

「吉田さん、いよいよ退所ですね。ご長男から今後についてよろしくとのことでした。今日は、吉田さんのご希望と今後のケアプランについてご相談しようと思います」とまず、話をもちかける。

「今回は、また、いろいろとお世話になります。今度、ここの施設を退所して『老人ホーム』にしばらくお世話になろうかと思っています。ところで、今まであまり関心がなく知らなかったのですが『老人ホーム』とは、いったいどんなところなのですか?」

「今日はまず吉田さんのご希望を聞く前に、どんな施設があるのかお話ししましょう。その上で、ご希望にかなう『ホーム』を探してみます」

「いろんなタイプがあることはなんとなく知っていますが、まず、お話をうかがいたいです。年金の額も限られているし、適当な所が見つかるとよいのですが・・・よろしくお願いします」

ベッドから降りて、備え付けの椅子に座り、ケアマネジャーにパイプ椅子を勧める。

「では、少し長くなりますが、説明しましょう。『老人ホーム』と一口に言いますが、いろんなタイプがあり、入居者の経済状態、生活状況、病気による身体状況によって、選択する『老人ホーム』が決まってきます。まず、有料老人ホームとは、民間の施設であって、高齢者の生活を安定させるサービスを提供する居住施設です。サービスの内容は多岐にわたっており、食事、介護、家事、健康管理などのいずれかを提供しています。大きく分けて『介護付き』と『住宅型』の2種類になります。

『介護付き有料老人ホーム』では、24時間体制で専門の介護士・看護要員が常駐しているので、身体的に衰えて、1人暮らしが困難な人達が安心して生活を送ることができます。入居条件としては、原則として65歳以上です。施設によっては『要介護度』要件が付くことがあります」と、一息ついたところで吉田さんが尋ねた。

「なるほど、高齢者にとっては安心な所みたいですね。で、具体的にはどんなサービスが受けられるのですか?」

「施設によって異なるかもしれませんが、食事サービス、清掃などの生活サービス、入浴、排泄などの介護サービス、リハビリテーション、健康管理など入居者の状態に合わせて提供されています。居住空間は、施設によって異なりますが、居室でサービスを受けることができます。これら介護サービスは入居した施設から提供されます」

「で、費用はどのくらいかかるのでしょう?」

「入居時に一時金が必要な所がありますが、施設によっては一時金なしの所、かなり高額で300万円などの所もあります。月額は全国で平均22万円程度だとされています」

「いろいろと施設によって相場も違っているのですね。先ほどの話にあった『住宅型』とはどう違うのでしょう?」

『住宅型有料老人ホーム』の『介護付き』と異なる点は、介護を施設から受けるのではなく、外部からの介護サービスを利用することが前提となっている点、それに60歳以上であれば誰でも入居できる点です。このタイプの有料老人ホームには多くの施設があり、入居者の要介護度に合わせて選択することができます。つまり、入居者の健康状態に合わせて、自立、要支援、要介護の人達が利用でき、自由度が高い点が、利点となっています。

基本的なサービスは安否確認、食事、清掃、買い物などの生活支援やレクリエーションなどがあり、ホーム施設の職員によって提供されます。そのため、基本料金は『介護付』より低く抑えられていますが、介護度により外部から提供された介護費用が加算されます。例えば、『訪問リハビリテーション』『訪問看護』『訪問診療』などの他、『通所リハビリテーション（通称・デイケア）』、『デイサービス』があります。吉田さんの場合は、まだ『訪問看護』は必要ではありませんが、『デイケア』が受けられるよう、お宅の近所からご希望の施設を選び、どんなサービスあるいは介護が受けられるか、一緒に相談してみましょう」

「少しわかりかけたところです。こちらの住宅型ホームの方が、いろいろな点で、自由度が高いというわけですね。私の場合、どのくらい費用がかかるのでしょう？」

「そうですね、ご希望の施設があればおっしゃってください。初期費用として入居金や保証金が必要な施設もありますので、パンフレットなどで詳しい条件を調べてみましょう。一般的に、入居金は無しの所から、20万円程度といわれています。月額も10万円から15万円ほどで施設によってかなり差があります。今度、ご近所のホームについて詳しい条件を調べてきます。一応、インターネットでも地域のホームについての情報が得られます」

「ま、私のような年金生活者に見合ったホームを選んでください。よろしくお願いします」

数日後、ケアマネジャーから詳細なケアプランが提示されることになる。

「吉田さん、なるべくお宅に近い施設ということで2物件ほど調べて、パンフレットをお持ちしました。本来ご自分とご家族とで見学に行かれて決められるのがよいかと思います。いずれご長男さんと一緒に見学に行きましょう。とりあえず、今のところ私が選んだ2つの『住宅型老人ホーム』のパンフレットをお示しします」と言ってブリーフケースから2冊のパンフレットを取り出し、吉田さんに手渡した。2冊のパンフレットは、いずれもパステルカラーに統一された美しい表紙に老夫婦がにこやかに微笑み、幸福そうな表情を作っている。

「この2件はそれぞれお宅から3㎞範囲内にあり、少し高台で静かな環境にあります。1件は、小規模で2階建て、庭も広く庭園風に手入れが行き届いています。一方、こちらはお宅を挟んで小規模のホームとは反対側に位置し、国道から少し離れたところで、3階建てのモダンな建築、入居者を100人受け入れています。この施設は各地に同様の施設を展開している病院と介護ビジネス会社によって経営されています。それぞれに特色がありますが、いかがでしょう?」

「いや～、両方とも立派なパンフレットですね。こちらの大型施設は入居金がかなり高い。それに比べてこの小規模の方は敷金と書いてあって、大型の10分の1くらいですね。私みたいな年金生活者にとっては、こちらの方の小規模ホームがいいかな」

「そうですか。では、今度の土曜日に息子さんと一緒に見学に行きましょうか？　早速予約を入れておきます」

「まあ、折角ですから、大型ホームの方も見学しましょう。そちらの方にも見学申し入れをしておいてください」

「承知しました。では、また、後日に」ケアマネジャーは部屋をあとにした。

入居費用はどのくらい？—施設により大きく異なる—

土曜日の午後、約束の13時に吉田さんは長男、ケアマネジャーと連れ立って小高い丘の上にある小規模施設を訪れた。見晴らしのよい丘に続く道の先に2階建ての細長い一見アパート風の建物が見える。玄関前はサークル状になった花壇があり、季節の花々が手入れよく咲き誇っている。車寄せに着けると、早速制服を着た中年の女性職員が出迎える。後部座席のドアに手を掛けながら、

「吉田さま、お待ちしておりました。ご案内します」と言い、杖をついて車から出た吉田さ

んの左肘をそっと支えるようにして、玄関からホールへ誘導した。その後に長男とケアマネジャーが続いた。玄関を入るとホールが広がっており、ホールの中央には観葉植物の大きな鉢があり、天井からスポットライトに照らされている。所々にソファがしつらえられており、静かなバックグランドミュージックが流れ、あたかもホテルのエントランスホールの趣を醸し出している。

「私はこのホームの皆様方のお世話をしています介護主任の清田と申します」それぞれに名刺を差し出しながら、自己紹介をする。

「ケアマネジャーさんにはいつもお世話になっております。この度はお客様をご紹介いただきましてありがとうございます」

ケアマネジャーに向かって挨拶をする。彼はこの地域の包括ケアシステムの要員であり、それぞれの施設の担当職員とは面識があるのだ。続いて長男と名刺を交換した。

「こちらは父で、85歳になり、今後自宅復帰を考えているところですが、自宅の整備、改装がすむまで、しばらくホームのお世話になろうかと相談の上、この度、お宅のホームを見学させてもらうことになりました。よろしくお願いします」

吉田さんも一緒に軽く頭を下げて、職員に向かい、

「いや、よろしく。なかなかいい雰囲気ですな」と、周囲を見渡しながらつぶやく。

「今居る老健施設とは雰囲気が違うな」

「では、こちらの方におかけになってください。一応ご案内の前に、このホームについてご説明します。このホームは２０００年に『介護保険法』が施行されて、介護はそれまで市町村の公的な事業でしたが、民間に委託されるようになって多くの老人ホームが設立されるようになりました。当施設も地域の皆さま方のご要望に応えるために15年前に設立されています。入居者定員は20人で、60歳以上の方はどなたでも入居できます。経営母体は社団法人で、地域包括ケアシステムに参加して、居宅介護などの介護ビジネスを請け負っています」

続いて、ホームの概要についてパンフレットの各項目を示しながら説明し、さらに、手持ちのタブレットの画面を開き、入居者の生活の様子の動画を見せた。その後、ホーム内の施設を案内して1時間ほどで見学コースは終了した。

「いかがですか？　ご満足できましたでしょうか？」

一行はエントランスホールに戻って来た。

「どうかな。ま、いろいろ見せてもらって、だいたいの様子はわかりました」と、長男が吉田さんに尋ねる。

「まあ、そうだな、老健施設より自由があり、良さそうだな、ところで、初めに聞いたんだけど月々の費用はどのくらいになるのだろう」

「そうですね、最初にお話ししましたように、月々の平均は外からの介護費用を含めて12万円から15万円です。どのくらい外部からの介護サービスを受けられるかにもよりますが…」

「入居金とか、敷金は？　パンフレットに書いてありましたな」

「このホームでは入所時、アパートの賃貸契約と同じで、敷金として15万円いただくことにしています」その後、再びこまごまとした介護サービス、生活支援サービスの説明があって、14時半に一行は丘の上のホームを後にした。帰りの車の中で、ケアマネジャーが尋ねた。

「いかがでしたか、ご満足いきましたか？　あのホーム以外にまだ他のホームを見学されるのでしたらご案内しますけど？」

「親父さん、まあ、あの程度なら、毎月何とかなりそうだし、俺たち兄弟でも少しは援助できるよ、どうする？　他も見てみる？」

「うん、あの施設が良さそうだな、まだ、お前たちには面倒かけずにすみそうだ。ケアマネジャーさん、具体的に費用の概算をしてもらえますかな？」

2日後の月曜日にケアマネジャーが「丘の上の小規模ホーム」入居時の概算書を示して説明した。

「まず、吉田さんの、1カ月あたりの費用を計算してみました。**介護保険の利用限度額**は、計算上**1万531円**です。これを利用して介護サービス料金を支払うことになりますが、そこで、週2回火曜、土曜『**通所サービス**』、つまりデイケアですね、このサービスを利用すると、これの利用料金、それに、『**生活介護サービス**』で部屋の掃除、シーツ交換、入浴支援サービス、木曜週1回に利用する金額を合計すると、利用限度金額をオーバーしますので、**自己負担額は4235円**となります。このホームは賃貸契約の住宅で、**家賃は4万5000円、共益費2万5000円、食費4万4000円、状況把握費1万185円、健康管理費1020円、介護サービス費3560円、トータルで12万8765円**。それに外部介護サービス自己負担分を合わせると、**13万5000円**ほどになります。それに、**初期入居金、敷金として15万円**となります」

「なるほど、今いる老健施設での月々の利用料よりは高くなるのですな。で、私の介護保険からの利用限度額はどのようにして決められているのですか?」

「**介護保険利用限度額**」は2019年に改正されて、それぞれの要介護状態によって一定額に決められています。金額ではなく『単位』で表され、基本的には1単位10円で計算されます。サービスの種類によっては1単位あたりの単価が異なります。吉田さんの場合、今のところ、要支援2ですから、表に従って計算すると1万531単位(10万5310円)になり、その1割負担になりますから、1万531円ということになります。ちなみに、例えば寝たきりの状態になった場合、要介護5では、3万6217単位（36万2170円）、1割負担で3万6217円になります」

「なるほど、介護サービスによって月額が決まっているのですね。通所リハビリテーションとか生活支援サービスとかを合計すると、私の利用限度額を上回り、その分自己負担となるという仕組みですな。どうせ暇を持て余すことになるので、その通所リハビリテーションに週2回、部屋の掃除やら、入浴サービスを受けてみます」吉田さんは納得した様子でうなずいた。

これはあくまでも「ホーム」に月々支払う金額であって、その他の生活費、医療費等の出費を入れると、月々15万円は必要になってくる。吉田さんの年金支給額は厚生年金、老齢年金を含めて月20万円ほどあり、どちらかといえば恵まれた階層に属する。しかし、長年勤めた企業からの退職金、企業年金はすでに、退職以後の生活費用に充てられ、残り少なくなっており、吉田さんにとっては、今後、健康状態などを考えると不安になってくるのである。仮に自宅に帰ったとしても果たして今までのように生活ができるか、子供たちには「何とかできる」と言ったものの、動けなくなった時の介護の問題など、それに必要になる出費を考えるとさまざまな不安材料は尽きない。しかし現状では、まず勧められたこの「住宅型有料老人ホーム」に入居することに決めたのである。

ここにあげた「住宅型有料老人ホーム」は、中都市の平均的な「ホーム」の例であり、大都市圏ではかなりの高額な負担となっている。

ここで、もう一方の大規模な有料老人ホームの入居金額について見てみよう。

この地域ではかなり高額な施設ということで知られている。まず、基本的な**入居金は約150万円**であり、この金額は入居時の年齢によって異なっている。75歳以上では基本の150万円であるが、65歳以上75歳未満では、約230万円、65歳未満だと約300万円となっている。この入居金は償却期限付きで、入居期間中に退去、あるいは死亡となれば、償却金の一部は計算のうえ返却される。一方、償却期間を過ぎて入居の場合は、改めて追加料金は請求されない。家賃は居室の形態によって異なるが、6万5000円から7万1000円、管理費3万5000円、食費約6万円、その他光熱費水道代1万円であり、合計**月額約17万円**となる。さらに、介護保険からのサービス自己負担は介護度によって異なっており、要介護1の場合、1割負担で約1万7000円、2割負担で3万4000円とかなり高額になる。さらに医療費、介護用品費、日用品費、洗濯代など自己負担分を全て合計すると、**月額18万円から20万円**となる。

吉田さんは朝10時に老健施設を退去し、長男と共に自宅に向かった。久しぶりに自宅に入ると、数年間の慣れ親しんだ匂いにほっとし、部屋を見渡しながら、長男に話しかけた。

「まあ、何といっても自宅は落ち着くな。でも、これからの生活には確かに不便なところもあるし、多少手を入れなければならない。改築する部分もケアマネジャーさんと建築会社の人とも相談しているから、落ち着くまで老人ホームの世話になるかな」

その後、新たに必要な衣類やこまごまとした身の周りの品物をスーツケースにまとめて、長男の運転する車で、新たな生活の場所「住宅型有料老人ホーム」に向かったのである。

ホームでの1日

吉田さんが入居して1週間が過ぎた。吉田さんの平均的な入居生活を見てみよう。

入居当時はなかなか眠りにつけず、22時の消灯時間になってからも、読書燈をつけて、持ち込んでいた推理小説を読んでいた。しかし、字面を追ってはいたが頭には入らず、何回も同じ行を読み返すような状態で、やっと24時近くになり、眠気が襲ってきた。途中で目がさめて、枕元の時計を見ると、まだ朝の4時。しばらくうつらうつらしていると、7時にチャイムが鳴った。何とか眠気に逆らいながら、パジャマから着替えて、部屋の洗面所に向かい、髭剃りと整髪をすませて、もう一度、ベッド脇に腰かけて立ち上がり運動をしながら、脚の安定具合を確かめる。「今日は、少し具合が良さそうだな」と、つぶやきながら、杖を頼りに食堂へ向かい、自分に指定されているテーブルについた。他の部屋からは車椅子に乗り職員に誘導されて食堂へ向かう人もいる。

吉田さんのテーブルは4人掛けで、男性同士が向き合う形となっている。名札がついたそれぞれの席には、すでに朝食が用意されている。吉田さんの席には、通常米飯食、味噌汁、目玉焼きに薄いハム、柴漬、大豆と昆布の煮物の小鉢、ヨーグルト小瓶が用意されている。食事の前に職員が皆に声をかけて、口の周りの筋肉を動かす運動、口腔体操を行って誤嚥《ごえん》を防ぐ。30分ほどしてそれぞれの朝食がすむと、自立している者は食堂を後にし、車椅子の者は自室に誘導されて行く。中には食事がすんでも隣同士で話しこんでいる高齢女性達のグループが残っている。いずれの老人ホームの例に漏れず、このホームでも男性入居者は少なく約3割程度であり、女性入居者が大半を占めている。

自室に戻り、しばらくすると、9時から食堂兼ホールに集まり、理学療法士の指導のもとに体操が始まる。吉田さんは立ったままでの体操は困難であり、椅子に座って、手足を指示通りに動かして、関節ストレッチ、呼吸運動を行うと、少し汗ばむ程度になり、心拍数も上がってくる。一通りの体操の時間が終わると、9時半には週2回の入浴時間となる。吉田さんは脚が不安定であり、大型浴槽に入るには不安があるので、一般家庭にあるのと同じ個浴室を選んでいる。入浴がない日には自室へ戻り、12時の昼食まで自由時間を過ごすことになる。

12時前にアナウンスがあり、あるいは、職員の呼び掛けによって食堂に集まる。昼食が終わると、後は完全に自由時間となる。

吉田さんは若い時から絵画に興味があり、仕事の合間に水彩画に親しんでいた。社内報の挿し絵を時々担当していたこともある。退職以来、旅行に行くと、行き先の風景や人物のスケッチを楽しんでいた。しかし、老健施設に入った頃から、絵を描く気力と根気がなくなり、絵から遠ざかっていた。老人ホームの入居にあたり、自宅に帰った時、以前から一度は模写したいと思っていたアメリカの田舎風景を描いたワイエスの画集を持ちこんでいた。午後から、早速、大判のワイエス画集を開き、水彩絵の具と細密描写用のペンを取り出して、画帳に向かった。15時に食堂で出る「おやつ」もそこそこに再び自室に戻り、模写に専念し、自由時間を過ごしていた。

それ以外に吉田さんは週2回、火曜日と土曜日にホームの別棟にある「通所リハビリテーション」、通称デイケアに通っている。

通所リハビリテーションでは午前中に足腰のバランスを取る訓練、歩行訓練、下肢筋力訓練を受け、午後からさまざまなメニューのレクリエーションに参加する。

初めてデイサービスに行った時、指導員からレクリエーション参加について説明を受けた。

将棋グループに参加 —新たな友人との出会い—

「吉田さん、今日が初めての参加ですね。今日の午後からは、それぞれのグループを見学します。グループは、塗り絵グループ、書道グループや、木目込み人形グループなどがあります。カラオケは火曜日はありませんが、土曜日にはあります。どんなグループがあるか、今日はのぞいてみましょう」

そこで目に留まったのが、将棋を指している2組の男性グループだった。

吉田さんは小学校4年生の頃に、近所のジーサンから教えられた将棋に興味を示し、メキメキ上達して、近所の暇なご隠居さんや「おっさん」たちに声をかけられ相手をするまでになっていた。中学に入ると時々放課後に同級生と指すことがあったが、次第に将棋から遠のき、高校では麻雀に熱中し、大学の寮、会社独身寮ではかなりの腕前になっていた。

そんな過去を持つ吉田さんにふと昔のことが思い出されたのである。

将棋グループに近づいて、しばらく後ろに立って眺めていたが、

「あっ、それはまずい」と突然声を発した。すると、今、桂馬を動かしたばかりの白髪の老人が、振り返って怪訝な顔をして吉田さんに目をあわせた。

「いや、失礼しました。つい、言葉に出てしまいまして。今日からここにお世話になることになった吉田と申します。よろしくお願いします」と丁重に挨拶をした。

「ほう、あんた、将棋をなさるのか？」白髪を綺麗に整髪した吉田さんと同年輩と思われる老人が尋ねた。

「いや、昔、子供の頃ですがね。ふと、盤面を拝見したら、昔の手を思い出しました。失礼しました」すると、白髪老人の対面に座っている小柄な老人が、笑いかけながら話に加わった。

「そうですか。村上さんよ、あなたの今の手、こっちにはチャンスでしたよ。吉田さん？ですか、なかなか読めますね。よかった。村上さん、どうやら仲間が増えたようですよ。ぜひ、この将棋グループに入ってください」小柄な老人はもう一つのグループ2人にも声をかけた。皆4人がそろって吉田さんの方に向き直って、手を叩いた。

小柄な老人はどうやらこのグループのまとめ役らしく、早速指しかけの将棋を中断して、吉田さんに将棋グループの面々を紹介した。

「ここに来ている皆さんは、昔とった杵柄とやらで、それぞれお好きな方ばかりです。ま、我々老人はこの歳になると、昔の飲み友達もいなくなりますし、それに、車椅子では飲みにも出かけられませんしな。ここの皆さんもそれぞれに事情がおありですが、こうしてデイケアに、ま、体よく追い出されて来てるわけですよ。しかし、お互いに趣味が合いましてな、昔は麻雀でしたが、4人揃うのはなかなか大変で、将棋はその点2人いれば、できます」

「そうですね、面白そうですね。私もお仲間に入れさせてもらいましょう」

「では、早速、皆さんと交互に指してみますか？　お手並み拝見といきますかな」

周囲を見渡しながら、話を続けた。

「ご覧のように、デイケアに来る人達はほとんどがバー様たちで、なかなか、我々ジーサンたちは数が少なく肩身が狭く、レクリエーションにも参加しづらい点があります。それに、バー様たちには手芸など多くのグループがあり、それぞれにぎやかに話が弾んでいるようです。どうも、私たちジーサンは、それぞれ人見知りで、バー様たちのグループには入れません。午前中に風呂に入り、リハビリをすませると後は昼飯、午後からこうして将棋をしながら、互いに昔話をしたりして過ごすのが楽しみで来ていますよ」

こうして、吉田さんの「通所リハビリテーション」の１日が始まったのである。

ここで、吉田さんの話はしばらくおくことにして、介護保険サービスを利用する「介護保険制度」の成り立ちについて説明しよう。

介護保険制度とは？ ―何となくわかっているようでわからない―

これまで述べてきた「老健施設」、「老人ホーム」の利用にあたっては、今までよく知られていた「健康保険制度」とは異なった介護保険制度に従って運用されている。では、この「介護保険制度」とはいつ頃から運営されるようになったのだろう?

わが国の高齢者介護政策は1963年、東京オリンピック開催の前年の老人福祉法の制定に始まる。この制度は、現在のように利用者が介護サービスを利用する場合、事業主（公的機関ばかりではなく、私的組織）と契約を結ぶ「契約制度」とは異なり、国や市町村といった行政機関が必要に応じて介護サービスを提供する「公的制度」であった。

この制度を利用するには、行政が中心となるため一定の所得制限があった。主に介護を利用できる対象は低所得者や身寄りのない高齢者に限られていたのである。介護サービスの財源は全て公費、つまり税金でまかなわれていた。

しかし、次第に高齢化社会が進むに従い、また、核家族化も進んだことで、低所得者以外の高齢者の介護サービスを求める声が高まってきた。それに対する受け皿となる施設が少なく、そのため、病院に長期入院するいわゆる「社会的入院」が増加し医療費を圧迫し、問題となってきたのである。このような状態の中で、行政中心の制度では、サービス提供の主体は主に地方自治体や社会福祉法人であり、財政的にも人員的にも、増加する高齢者介護のニーズに対応できなくなっていた。さらに、急増する介護サービスをまかなうには公費財源では不足となり、新たな仕組みが必要となっていたのである。

そこで、財源の一部を国民に負担させ、税負担を軽減する「介護保険制度」が導入され、

2000年4月に「介護保険法」が施行された。

この制度は、以前の行政からの「給付型」ではなく、被保険者が介護保険料を負担し、必要に応じて、利用するサービスを自分で選択できる「契約制度」である。

介護保険の保険者は市町村であり、介護サービスを受ける被保険者は65歳以上の全ての国民が対象となる「第1号被保険者」と、40歳から64歳までの医療保険加入者の「第2号被保険者」である。

介護保険サービスを利用するには？

介護保険サービスを利用するにはまず、市町村の窓口で要介護認定を申請する必要がある。多くの場合、ケアマネジャーが代行する。申請を受けた自治体の職員や委託調査員が自宅や施設を訪れ、本人と面接をして、身体状況、生活状況、精神状況などをつぶさに観察、あるいは聞き取りをして、調査表に書き込む。この調査に基づきシステムに入力して、1次判定を行う。その後、「介護認定審査会」が1次判定の結果や、調査時の特定事項、主治医意見書の内容を審査して2次判定を行い、要介護度が決定される。現在の介護度は一部支援が必要な「要支援」2段階と、何らかの介護が必要な「要介護」5段階に分かれている。この介護度に応じて月々利用できる介護サービスの上限額が定められている。

「**主治医意見書**」は、申請を受けた市町村から申請者本人に渡されて、主治医に届けられる。依頼された主治医は、申請者の病名、病状、身体状況、介護の必要度などの項目に書き込み、最後に、総合的な介護の必要度について記載する。各項目ごとのチェックや記載にあたって医師の病状判断が、介護度の認定にかなり多くの比重を占めることになる。

では、最終的に介護度を決める「介護認定審査会」とはどんな委員会なのだろう?

「**介護認定審査会**」は、地域の保健所あるいは役場の福祉保健係から依頼された民間人によって構成されている。おおむね地域単位で構成人員が決められていて、公平を期するため地域外から委託された医師1~2名、ケアマネジャー1~2名、保健師、介護福祉士、理学療法士それぞれ1~2名で構成され、自治体職員が事務補助として資料の提供などの業務を担っている。2カ月に1回程度開催されて約50人ほどの審査にあたっている。スクリーンに映し出された1次審査の結果と各委員に事前に配布された「主治医意見書」を参考にしながら、各委員の意見に従い、介護度が決められていく。

司会にあたる医師が発言する。

「では、21番目の方の介護度は要介護2でよろしいでしょうか?」

全員一致で「はい、けっこうです」と、返事が上がる。

「21番目の方の介護度は要介護2に決定します。事務方から特に問題の指摘はありませんか？　もし、よろしければ、要介護2で入力してください、次、22番の例に移ります。87歳女性、最近脳梗塞を発症されて、入院、誤嚥性肺炎も併発されていたようで、肺炎後廃用症候群になられたとあります。かなり、介護が必要な方のようですね。1次審査の結果はどうでしょう？」スクリーンの画面が変わって新たに22番目の結果が映し出される。

「この方の1次審査の結果だと左上下肢麻痺あり、中程度にチェックしてあります。今後、リハビリをしっかりやればADLも上がって介助も軽減するのではないでしょうか？」理学療法士が発言する。それを受けて、介護福祉士が別の観点から指摘する。

「確かに、リハビリ介入によって介助度は軽くなるかもしれませんが、現状ではおそらく全面介助が必要な状態ではないでしょうか？　要介護4か5が妥当と思います」

そこで、司会の医師が発言する。

「この主治医意見書を見ると、認知機能にも問題があり、おそらく脳梗塞による脳血管性認知症がある程度進んでいるかもしれません。コメントに『介護に抵抗、暴言あり』と記載されています。1次審査の時はあまり目立たなかったのでしょう。認知機能の欄にチェックを入れてみてください。摂食障害、そう、それで、介護度を計算してください」

早速事務方がシステムに入力する。

「なるほど、要介護5ですか、こういう結果が出ました。皆さん、ご意見はありませんか？

妥当な線ですかね、では、要介護５に決定することにします」

このようにして介護度が決められているのだ。申請から、介護度認定の決定に至るまで原則30日かかることになる。

介護度の決定にあたって、２次審査会の総意として患者側の立場にたって決定する傾向があったため、全体として介護度は高く認定されがちだった。介護度認定が高くなれば、それだけ介護保険からの支出が増えることになるため、ある年から国は認定審査基準を厳しくしたのである。したがって、前回の認定時から病態の変化が無いにも関わらず、介護度が低くなることがあった。そのため今まで利用できていたサービスが利用できないケースも出てきたのである。

介護認定が下りてもすぐに介護サービスを受けられるわけではなく、専門資格を持った担当のケアマネジャーが「介護サービス計画書」を作成し、サービス事業所と契約をして、初めてサービスを受けることができる。

さて、介護サービスを受けるためには介護保険料を払わなければならない。どのような仕組みになっているのだろう?

介護保険料とは？ ―65歳以上の人（第1号被保険者）の場合―

65歳以上の場合（第1号被保険者）と、40歳から64歳までの人は公的医療保険加入者なので、保険料の納付方法も計算方式も異なっている。

65歳以上の人の場合の納付方法は、年金からの天引きとなっている。ただし、老齢年金、遺族年金などの総額が年間18万円（月額1万5000円）に満たない人の場合には年金からの天引きは行われない。65歳以上の人が納付する保険料は、前年の所得に応じて9段階に分けて設定されている。

保険料算出にあたっては、まず、第1号被保険者が利用する介護保険サービスの総額を65歳以上の人数で割った値が1人あたりの「保険料基準額」となる。介護保険サービスを利用する総額は市町村によって異なるが、全国平均でおよそ5600～5800円／月（保険法に基づいて3年ごとに改定される）である。毎年値上がりしており、令和6年度には約8万円になる見込みだ（厚生労働省HPより）。

この「保険料基準額」に各所得段階（9段階）に応じて、ある決められた係数（0・7～1・7）を掛けて算出される。例えば、世帯全員が市町村税非課税がなく、本人の年収が80万円以下の場合、第1段階にあたり、保険料基準額×0・5、およそ月額2800円程度／月となる。

一方、本人の年収が290万円を超す第9段階では、保険料基準額×1・7、約9800円／

月となる。

　吉田さんの場合、年収190万円から290万円までの第8段階になるので、保険料基準額×1・5で、8700円／月が、年金より天引きされていることになる。

　なお、45歳以上64歳までの第2号被保険者の場合、健康保険料に介護保険料が上乗せされている。各事業所により計算方式が異なるので、ここでは割愛する。

有料老人ホームには「サービス付き高齢者向け住宅」がある

　介護保険法では先に述べた介護保険施設である「介護老人保健施設」と「介護老人福祉施設（特別養護老人ホーム）」（付記参照）以外の介護サービスを「居宅サービス」としている。この「居宅サービス」に分類されている介護施設に、これまであげた有料老人ホーム以外に近年増加している「サービス付き高齢者向け住宅」がある。

　これは国土交通省の基準に従って建設されたバリアフリーの高齢者向けの賃貸住宅であり、さまざまな住宅様式が提供されている。職員が24時間1日1回安否確認を行うよう義務付けられて、生活サポートを提供している。さらに、介護訪問事業所や、通所介護事業所が施設内に併設されており、入居者は必要に応じて介護サービスを受けることができる。つまり、賃貸住宅に住みながら、自宅に居る時と同じような介護サービスを受けられる点で、「居宅型サービス」となっている。

高齢者にとって住み慣れた自宅とは異なる環境で生活することになるので、必ずしも満足がいくとは限らない。しかし、長年住んだ住宅に愛着はあるが、高齢となり生活に不便を感じている場合もあり、バリアフリーの安全で便利な環境で生活できるというメリットもあるのだ。

自宅復帰へ向けて ―バリアフリーとなった―

吉田さんが入居してから、1カ月半が経過した。ホームでの生活にも慣れて平穏な日常を送っていた。その間に家の改装もすみ、ケアマネジャーから勧められて退居前の「お試し外泊」をすることになり、リハビリテーション担当の職員と一緒にホームの車で自宅を訪れた。

「吉田さん、入居されてからあまり時間が経ちませんが、お元気になられた様子で、よかったですね」運転しながら、後部座席に座った吉田さんに話しかける。

「久しぶりに外出すると何となく気分が晴れますな。前に通った道も何だか新鮮な感じだ」

10分も走らないうちに自宅に着いた。

「おう、玄関までスロープになり、手摺も付いているな」早速車から降りようとする。杖を車から先に出して体を支えるように脚を踏み出す。その途端、体が不安定になり、よろけて車のドアにつかまり、体勢を整える。

「吉田さん、大丈夫ですか？　急がずゆっくり降りてください。まず、私がそちらへ回りますから、待っていてください」リハビリテーション担当職員に肘を支えられながらスロープへ誘導される。

「できれば、右手で手摺につかまり、左手に杖を持って歩いてください」

「今まで階段を何の苦もなく、上っていたのにな」と、言いながら玄関ドアにたどり着く。玄関から部屋への上がり口にも一部車椅子が通れるほどの幅のスロープが取り付けられていた。さらに、玄関の壁の両側にも縦に手摺りが付けてある。玄関からすぐに繋がっている。8畳の居間は段差のないフローリングに改装されており、すでに介護用品専門店からリースした電動式介護ベッドが置かれている。トイレ、洗面所にも手摺りが付けられていて、転倒防止の策が講じられている。風呂場の床もそれまでのタイル貼りから滑り止めの床に改装されていた。

「これだけあちこちに手摺りやらスロープが付けてあると、まず、転倒しないようになっているな」部屋を点検した後に、感心したように言う。

「高齢者の事故のうち一番多いのが、家庭内の転倒事故なのです。ちょっとした段差やカーペットの端にでも躓《つまず》いて転倒します。そのため、できるだけ安全にお住まいできるように配慮しています。吉田さんはまだ脚が不安定な様子ですから、なるべくお部屋の中でも、杖を利用されたらいかがでしょう」一通り部屋を点検し、キッチンに立ち、久しぶりにポットに湯を沸かしてコーヒーメーカーで好みのコーヒーを入れた。

「こうして、家に帰ってみると落ち着くな。コーヒーを入れたのでどうぞ。今日はご苦労様でした」と、キッチンテーブルにコーヒーカップを置いてリハビリテーション担当職員に勧める。その後、リハビリテーション担当職員は30分ほど今後の生活指導をしてホームへ戻った。

リハビリテーション担当職員はホームへ帰ると早速、入居者カルテに「退所前自宅訪問、安全に生活できるよう配慮し、バリアフリーとなっていることを確認し、今後の自宅生活の注意点について指導した」と記載した。これも、訪問リハビリテーションの一部として加算されるのである。

その日の夕方、長男夫婦が夕食を用意して訪ねて来た。

「義父さん、すっきりされましたね。今日はお試し外泊とのことで、お気に召すかどうかかわかりませんが家庭料理を用意してきました。どうぞ召しあがってください」新しくフローリングになったリビングのテーブルに持参した料理を並べた。

「おう、久しぶりの刺身だな、ご馳走になろう。まずは乾杯といくか」長男と小ぶりのビールジョッキをあげる。食事が始まり、歓談が続いた。

「ところで、親父さん、ここまで改装したなら、随分費用もかかっただろう?」

「まだ、全額の費用は出ていないが、居間のフローリング、風呂場の床の張り替えでかなり費用はかかったと思う。そのうち、20万円は介護保険から補助が出るそうだ。ケアマネジャーさんが、いろいろと世話してくれると思う。残りは自己負担ということになる。自己負担額がはっきり出たら教える。ま、あんたたちに迷惑はかけないつもりではいるがな」

「少しは、弟とも相談して援助するよ」

「気持ちはありがたいが、行き先短い身、できれば今後もここで生活したいし、病気で身動きが取れなくなった時には訪問診療や訪問介護を受けようと思う。経済的にどうしても立ちいかなくなった時には、お願いするかもしれん。その時はよろしく頼む。これを機会に動けるうちに身の周りの整理、お母さんの物の整理などしておきたいと考えている。それに、あまり大したもんはないが、遺産相続の問題も片付けておかなければならない。ま、俗に言う『終活』だな。最近自分でも気がついているのだが、物忘れが多くなって、時に自分の携帯番号が思い出せなくなる、漢字が出てこないなどがあって、不安になることがあるしな。今のうちに何とかいろいろと始末をつけておかなければと思っている」

その夜、早めにベッドに入り静かな眠りについた。こうして「お試し外泊」が終わり、2週間後にホームを退去し、自宅へ戻った。

第7章

終《つい》の棲み家 ―在宅医療―

これまで経験したことがない超高齢社会を迎え、高齢者医療の現実は厳しいものがある。2014年に改訂された医療方針では、できるだけ在宅での医療を推進するように謳《うた》われている。しかし現実の問題として、どこまで在宅医療が可能であるかは疑問なのだ。確かに増え続ける医療費、国庫負担には限度があり、現在の経済状態では安らかな在宅医療を受けるのは困難であろう。往診を担う「在宅医」の不足、夜間看護の訪問看護師の過重労働、介護士の人員不足、低賃金、どれ一つをとっても、在宅医療の困難さが浮かび上がってくる。

ここでは、在宅医療の問題を患者さんの例を取り上げながら解説する。

在宅医療を受けるにあたって—在宅医療と患者との関係—

ここで吉田さんの話に戻ろう。

吉田さんは自宅に帰るにあたり、不安なことがあった。それは今後体調を崩した時どうすればよいのか、また、病院に入院するのか。せっかく自宅での療養を希望して自宅復帰をしてはみても、どうすればよいのか不安であったのだ。

老健施設に入所中は、心不全と診断した総合病院循環器内科の主治医から老健の医師あてに「診療情報」が提供され、老健医師から薬も処方されていた。それに、定期的な回診、検査もあり、医学的管理も行われていた。老健施設退所時には老健の医師から総合病院循環器内科医師あてに入所以来の体調、病態についての「診療情報提供書」が発行され、ホームに入居中に総合病院を受診し、当面の薬を処方されていた。

自宅復帰して1週間経ったある日、総合病院定期受診のため自宅からかなり離れた市街地に位置する総合病院にタクシーで向かった。タクシーを降りた時、支払いが2500円と高額であったのには驚いた。ホームにいた時はホームの車で病院まで送り迎えしてくれていたので出費にはならなかったからである。

いつも通り主治医から一通りの診察を受けた後、最後にお願いがあると切り出した。

「先生、先月、老人ホームを退去して自宅に戻ったのですが、今後の体調管理やお薬やらについて自宅の近所のクリニックの先生にお願いしたいと思いますので、紹介していただけませんでしょうか?」

「そうですね、現在のところ特に吉田さんの体の調子も問題ないようですし、ご自宅で定期的に体調管理してもらえるクリニックの先生に診てもらうのが適当かもしれませんね。ご高齢で、それにお1人暮らしということで、何かあった時にすぐ診てもらえて訪問診療もできるクリニックの先生にかかるのがよいかと。私からもお勧めします」と、中年のベテラン循環器専門医が答えた。

「吉田さんのお住まいの近所に私の先輩の先生で内科・循環器内科を標榜《ひょうぼう》しているクリニッ

クの先生がおられます。地域包括センターにも関わり、在宅医療にも熱心に取り組んでいる先生です。その先生を紹介しましょう。吉田さんが午前中の診療の最後の方ですから、しばらくお待ちになってください。少し、在宅医療についてお話ししますから」

「それは、ありがとうございます。担当のケアマネジャーさんから多少在宅医療について話は聞いていたものの、具体的なことはわかりませんので不安でした。わざわざ先生のお忙しい時間を割いていただくことになり、恐縮です」

「いや、私自身もいずれ、在宅医療に関わろうと思っているところですから。午前中最後の患者さんの診察が終わり次第、隣のカンファレンスルームでお話ししますので、しばらくお待ちください」

在宅医療とは？—その意義—

カンファレンスルームに入ってきた医師は、やや説明口調で語りはじめた。

「すでに吉田さんもご存知のように、高齢社会を迎え、今や国民の4人に1人は65歳以上という超高齢社会に入っています。高齢者に対する医療の提供は、従来の病院あるいは診療所の受診という診療システムでは対応できない、さまざまな問題が表面化してきました。

高齢になるとどうしても臓器の衰えが進み、慢性の病気を抱える人も多くなりますね。そのような人々に継続的に治療を続け、状態がそれ以上悪くならないように維持する医療が中心になります。中でも、病院や診療所に通院して医療を受けることができなくなった患者さんに病院へ入院というのではなく、自宅に医師や看護師が訪れ診察や治療、生活指導などの医療行為を行うことを『在宅医療』と言い、病院入院医療、外来通院医療に次ぐ『第3の医療』として位置付けられています。

病院医療では高度の医療機器や設備が整い、医師や看護師などの専門スタッフが常駐して『治す医療』に専念します。一方、在宅医療では医師や看護師が介護する家族との話から、患者さんの状態や生活の様子を聞きとることができ、医療の内容も患者さんの要望に沿って治療方針が決められます。つまり、患者さんの療養生活を『支える医療』を提供します。

従って、在宅医療の基本的なシステムは、**（1）月2回の定期的訪問診療、（2）24時間、365日対応、（3）患者の求めに応じて臨時往診**、の3条件で行われています。

2000年に介護保険が導入されて以来、2006年には『在宅療養支援診療所』という規定が整備され、在宅医療を担う『クリニック』が、次々と開設されるようになって現在に至っています。最近の内閣府の調査では、『自宅で介護を受けたい』、『できれば住み慣れた自宅で最期を迎えたい』という高齢者の割合が約70%にも上り、国民の希望に応えるという意味では在宅医療の占める位置や意義は大きくなっています」と一気に話すと、一息入れた。

どんな在宅医療クリニックを選べばよいのだろう？

「そこで具体的な話に移りますが、私がお勧めするのはいくつかの条件を満たすクリニックを選ぶことです。

まず、自宅に近いこと、訪問診療を行える範囲は16㎞以内と規定されています。片道20分以内が基準になっています。その点、私が紹介するクリニックはお宅から5㎞ほどの所にありますので、通院にも便利ではないでしょうか。

次に、クリニックの先生の専門性ですが、患者さんが抱える病気について専門と一般高齢者医療についての実績があることが望ましいです。例えば、持病が心臓の不具合であれば循環器内科を標榜されているクリニック、腎臓病であれば、腎臓内科という具合です。それに、問題となるのは対応してもらえる時間帯です。24時間365日対応してくれるかどうか確かめることが必要です。

もう一つ大事な点は、急変時に後方支援として、病院などの医療機関への入院が必要な時、地域にある地域包括支援センターと連携して適切な医療機関を紹介してくれることです。在宅医療を検討している方々は、急変時の対応について不安に思っています。また、ご家族、介護をされている方に、急変時にはどのように対応したらよいか、また、在宅医療で対応できる症状なのか、それとも救急を必要とするのか、的確な判断と具体的な対応サービスを提供できることが在宅診療医師に求められるのです。

いずれにしても、クリニックの先生との相性が肝腎かもしれませんね。医師と患者関係が大切な要素になると思います。先輩の先生は長らく高齢者医療に携わっておられるし、それに循環器を専門にしておられるので、吉田さんにお勧めする次第です」

「先生のお話を伺い、在宅医療についてよくわかりました。早速先生が紹介されたクリニックの先生の所に受診に行くことにします」

吉田さんは2週間分の薬と紹介状を受付で受け取り、支払いをすませて病院を後にした。

在宅医療クリニックにて ―今後の治療方針の相談―

2週間後、処方された薬が切れることになり、紹介されたクリニックを受診した。

自宅から約5㎞ほどの県道沿いにあり、4、5台は入る駐車スペースがある平屋建てのクリニックである。クリニックの入り口には「内科・循環器内科」と標榜された看板がかかっている。入り口を通ると受付カウンターがあり、診療受付簿に記入する。すると、ベージュの制服を着た若い受付係の職員が早速吉田さんに問いかける。

「新患さんですね。保険証をお見せください」保険証と紹介状を提出する。

「では、しばらくお待ちください。こちらに患者さんの体調についてのアンケートがありますので、ご記入ください」と言ってアンケート用紙を手渡す。書類に記入し受付に提出すると、今度は白衣を着た看護師が名前を呼び、外来待合室の一角に備えられた机に誘導する。

「吉田さんですね。今日が初めての診察ですね。それで、総合病院循環器内科の先生からのご紹介ということですね」紹介状の封を切り内容を確かめる。

その後、現在の病状・生活状況などの質問があり、体温、血圧の測定があった。待合室には5人の高齢女性がいてお互い親しげに話している。1時間ほど待って、やっと吉田さんの番になり診察室に呼びこまれた。

「吉田さんですね。総合病院循環器内科の先生からの丁寧な診療情報提供書を読ませてもらいました。今までの経過がよくわかりました。こちらに通院されるということですね」と、少し白髪の混じった頭髪をきちんと7・3に分けてネクタイを締めた60歳前後、白衣姿の医師が言った。診察デスクにはコンピューターと書類、数冊の本が並べられ、その横のデスクには同じコンピューターがあり、ベージュ色の制服を着た若い女性クラーク（事務スタッフ）が座って電子カルテに質問事項や、回答を入力している。入力した事項は同時に、医師のコンピューター画面に映し出される。医師の傍に中年の看護師が控えている。一通り診察がすんだ後で吉田さんが尋ねた。

「先生、今後ともよろしくお願いします。今のところ、何とか自宅で生活できていますが、何かの場合には、先生に在宅診療をお願いできればと思っております。なにしろ、1人暮らしで不安ですので、総合病院の先生にお願いして、先生を紹介してもらいました」

「吉田さんの事情はよくわかりました。今後、こちらに通院して病状の経過を診ながら、通院できなくなった時には、在宅診療をお引き受けしましょう」

「ありがとうございます。そうしていただければ安心です。できれば今後も自宅で診てもらいたいと思っておりましたので、これで安心できます」

「では、今後のことについては、この診療所の在宅診療と訪問看護について、こちらの主任看護師から詳しく説明いたします」

診察室の隣にあるカンファレンスルームに案内されて、看護師から説明を受けることになった。

訪問診療・介護の費用はどのくらい？—どんなサービスを受けられる？—

「吉田さん、初めまして。私は当院の訪問看護師主任の吉永と申します。よろしくお願いします。今後、こちらのクリニックで訪問診療、介護を受ける場合について説明をしてほしいとのことですね。まだお元気な様子で、しばらくは訪問診療、介護のお世話にはなられないかもしれませんが、少し費用面を含めてお話しします」

「今後の心構えもありますから、よろしくお願いします」
「こちらのクリニックは地域連携包括システムと連携し、地域の皆さんの健康管理の役割を担っています。そのため、訪問介護ができる**居宅サービス事業所**の認定を受けています。それで、『**訪問診療**』だけでなくさまざまな『**居宅サービス**』を提供しています。

訪問診療の場合、通院や入院の時と同じように通常の『医療保険』が適用されます。したがって、負担額割合も変わらず75歳以上は1割負担となります。負担額は、診療内容と年齢、介護度、診療時間によって異なります。特に、病状が安定して月2回の定期訪問の場合、基本訪問診療は、およそ5000円～1万2000円ぐらいになります。これに、使用している薬の種類によって代金が加算されます。統計によると、70歳以上の一般所得者の場合、月1万8000円程度とされています。

2016年の訪問診療表を見ますと、自宅訪問の場合、基本料金（1）は1回につき医療費が8233円、1割負担額は830円になり、次に在宅医学管理料〈基本料金（2）〉として、1カ月、2回訪問以上で医療費は2万8500円、1割負担額は2850円になります。さらに、訪問時間加算料金が、1時間を超えた場合に自己負担100円が加算されます。つまり、1カ月あたりの**自己負担額は基本料金（1）×訪問回数、1カ月あたりの基本料金（2）、加算料金（薬剤料、検査料、特定処置料など）**の合計になるわけです。では、次に訪問介護についてお話ししましょう。

訪問介護は訪問診療と異なり、介護保険を利用して受けられます。まず介護認定を受けたうえで、そのレベルにより受けるサービスの内容が異なり、支払い額も異なってきます。最も介護度が低い要支援1で、月1万5000円、介護度が高い要介護5であれば月約3万5000円といわれています。自己負担限度額制度により、ある一定額を超えた場合、当該市町村に届け出をすれば、払い戻しを受けることができます。例えば、一般市民税課税の人の自己負担限度額は4万4400円とされています」

一息ついたところで、訪問介護料金表を見せながら、話を続けた。

「ずいぶん細かく分かれているのですね。これを見ると訪問介護の内容は、時間、回数などによって1回あたりの金額が決まっているのですね」

「そうです。介護度が高い患者さんほど介護内容も異なってきますから、訪問介護料金は5段階に分けられています。例えば訪問介護Iの2で、30分未満であれば、1割負担の利用者負担額は1回あたり529円ほどになります。それに、介護にあたった時間帯によっても異なってきます。また、病状により特別管理料I（悪性腫瘍等患者、気管切開患者、膀胱留置カテーテル患者）が加算されます。さらに、月に何回サービスを利用するかによっても異なり、かなり複雑な計算になってきます。つまり、訪問サービスの費用は、時間とサービス内容によって、分類された区分単位に回数を掛け合わせて計算されるわけです。ここでもう少し、具体的に訪問サービスの内容についてお話ししましょう。まず、利用者の多い訪問サービスのうち、『訪問介護』と『訪問看護』とを分けて説明します。

訪問介護では**介護資格を持つホームヘルパー**が自宅を訪問し、**介護サービス**を提供します。例えば、食事介助、排泄介助、清拭などの身体介助の他、掃除、洗濯、買い物、調理など生活援助サービスがあります。

訪問看護は定期的に**看護師**が自宅を訪れ**医療的な管理サービス**を行います。具体的には寝たきりの患者さんの床ずれの処置、医療度の高い患者さんの入浴介護、点滴の管理などを行います。この訪問看護は医師が作成する『訪問看護指示書』が必要であり、医師の訪問診療と密に連携して行われています」一旦、話を中断して吉田さんの反応を見る。

「随分複雑で、一度聞いただけではわかりません。具体的には私自身が訪問診療を受けるようになった時に、どれだけお世話をお願いするかによって決まってくるわけですね」

「そうですね。その時点で、吉田さんのご希望に沿えるようケアマネジャーさんと私ども訪問看護師と相談して決めていきます。費用の件につきましてもできるだけ、ご負担にならないよう考えていきます」

「そうしていただければ有り難いです。当面通院できますし、先ほどお話があった訪問介護と、老健施設でのデイケアをお願いしようと思います。訪問介護で週1回部屋の掃除やら、ちょっとした洗濯などをお願いできたら助かります」

「では早速、担当のケアマネジャーと相談して、来週からこのクリニックに所属するホームヘルパーさんをお宅へ訪問するよう手配します」吉田さんは納得した様子でクリニックを後にした。

それから数日後、中年（50歳ぐらい）のヘルパーさんが朝10時過ぎに訪ねて来た。

「こんにちは、今日からクリニックより派遣されることになりました村上と申します。よろしくお願いします。早速ですが、訪問サービスの内容はお部屋の掃除、風呂場洗い、キッチンの整理などとうかがっておりますが、いかがでしょう?」

「はい、そのへんのところをお願いしていました。何しろ1人暮らしで散らかっていますので、よろしくお願いします」

訪問介護とは、介護士などの資格を有したプロの人材を自宅に派遣してもらい、各種のサービスを受ける仕組みである。介護の内容は介護を受ける人のニーズによって異なり、食事介助、排泄、入浴などのケアばかりではなく、料理、洗濯、掃除、買い物なども頼むことができるのである。吉田さんの場合、介護認定は要介護1で、生活介護となり、45分以上であれば、自己負担額は1回につき225円、月額900円となる。一方で、要介護1から5までの人で、自力で入浴が困難な人の場合には入浴設備を備えた入浴車が介護スタッフと共に訪れる訪問入浴介護があり、1回につき1万2000円である

1時間ほどして部屋の掃除、整理、キッチン周りの掃除、風呂場の掃除がすみ、一段落したところで、ヘルパーが話しかけた。

「お1人暮らしが長かったので、大変でしたね。でも、随分きれいにお住まいですよ。これから少しでもお手伝いできればと思っていますから、生活支援の範囲のことでしたらおっしゃってください」

「助かります。元気な時は自分で何でもできたのですが、脚が不自由だとちょっとしたことでも億劫になり、散らかってしまいます」

こうして、週に1回の訪問介護が始まった。

自宅から通って受けられるサービス

◆**通所リハビリテーション：**吉田さんはホームから退居する前に、ホームの別棟にある「通所リハビリテーション」(通称・デイケア)に週2回参加してリハビリテーションを受けていた。

将棋の仲間もできて、楽しみになっていたのである。それで、ホーム退居時に継続して通所リハビリテーションに通うことにしていたのである。前にも説明したように「通所リハビリテーション」は、理学療法や作業療法を中心にリハビリテーションを行い、機能の維持や回復を目的としている。利用にあたっては、介護認定が必要である。利用料金は、通所リハビリテーション施設の規模、利用者の人数、利用する時間、回数、介護度によって異なっている。

吉田さんの場合、通常規模の施設で、朝10時から午後4時までの6時間利用、要介護1であるから、2021年の算定表から求めると、1回につき710円、週2回利用で月あたりの自己負担額は、5680円となる。

一方、通所リハビリテーション（デイケア）と同じように自宅から通って利用する施設に通所介護（通称・デイサービス）がある。

◆通所介護（デイサービス）：同じく介護認定を受けた高齢者が、利用する施設で日帰りで専門のスタッフから食事介助や入浴などの日常生活の支援を受けることができる。居宅で介護をしている家族にとっては、介護から解放され自由がきく時間帯が取れるので、介護する側からすれば負担が少なくなるサービスで、週に数回利用している場合が多い。利用する者にとっても各種のレクリエーション、例えば、カラオケ、手芸、ぬり絵、習字などを行う企画が用意されており、高齢者にとって生き甲斐や楽しみになっている。

通所リハビリテーションの場合と同様、自己負担額は、施設の規模、利用した時間、回数、介護度によって異なっている。仮に吉田さんがこのデイサービスを利用した場合、7時間利用、要介護1であるから、1回あたり455円になる。一方、ほぼ寝たきりで介護度が高い要介護5の場合、1回に1162円、週2回利用で月あたり9296円となる。

日帰りで受けることができるサービス以外に短期間泊まりで利用できる介護サービスに短期入所生活介護(通称・ショートステイ)がある。

◆短期入所生活介護（ショートステイ）：介護認定を受けて自宅療養生活を送っている人が短期間泊まりで利用することができる介護サービスである。一般的に有料老人ホームや老健施設などが提供するサービスで、食事、入浴、排泄などの生活支援を受けることができる。利用できる期間は一般的に1泊2日から30日までであり、30日以上は自己負担となる。介護する家族が病気などの理由で一時的に介護が困難となった時に利用できるサービスであり、介護者側にとっても便利なシステムとなっている。

利用負担額は受け入れる施設の規模、部屋、介護度によって異なっており、1日6500円から1万円と開きがある。

◆生活環境整備サービス：自宅療養における「住まい」環境は、在宅での生活を円滑に行う上で重要な部分である。わが国の住宅は病院やホームとは異なり、療養に適したベッドルームがない、段差が多い、部屋面積が狭いなどの欠点があり、長期療養には不便な点がある。このため、居宅サービスには、生活する環境を整えるサービスが提供されている。高齢者の生活環境を整え、日常生活の自立を助ける介護サービスとして、「福祉用具貸与」「福祉用具購入」や「住宅改修」などがある。すでに一部紹介したが、老健施設やホームからの退所時に具体的にどのようなサービスがあるのか、改めてその内容を列挙する。

①**福祉用具貸与**：特殊寝台および付属品、床ずれ防止用品、体位変換器、手摺、スロープ、車椅子、歩行器、歩行補助杖、移動用リフト、自動排泄処理装置、いずれも介護保険適用でレンタルできる。保険料でまかなえる範囲をオーバーする場合は一部自己負担となる。

②**福祉用品購入**：ポータブルトイレ、自動排泄処理装置、入浴補助用具、簡易浴槽、移動用リフトなどがあり、介護用品専門店とケアマネジャーと相談の上、適切な介護に必要な物を購入することができる。

③**住宅改修**：段差の解消、手摺の取り付けなどのバリアフリー改修を行う場合には工事費の7割程度が介護保険から支払われる。手摺取り付け、段差解消、滑り止め床張り替え、開き戸から引き戸に取り替える、洋式便所への変更、これらに付随する費用などが含まれる。支給される限度額は20万円までである。

ヘルパー交代の事情 ―過重負担―

吉田さんは、自宅療養に移って半年が過ぎた。週1回のヘルパーによる生活支援訪問介護、週に2回の通所リハビリテーションの規則正しい生活に戻り、ほぼ不自由ない生活を送っていた。通所リハビリテーションでの午前中の入浴、リハビリテーション、バランスの取れた昼食、午後の自由時間の将棋、16時に施設の車で帰宅。デイケアの日には生協から宅配の夕食。テレビを見て、23時頃には就寝という生活を送っていた。ところがある日、待っていたヘルパーが来ない。事業所に電話すると、

「申し訳ありません、ちょうどお電話しようとしていたところです。吉田さんの係の介護士が急に辞めたいと言ってきました。今日出勤していませんので、代わりのヘルパーを時間調整して、派遣しようとしているところです。いつもは11時に伺わせていましたが、今回はご迷惑をおかけしますが14時ではいかがでしょう?」丁寧ではあるが、困惑した様子である。

「仕方ありませんな。では14時にお願いします。いつも丁寧な仕事をされて感じのよい方でしたが、どうされたのですか?」

「それが、よくわからないのですが、何でも最近体調がすぐれず疲れやすい、とは言っていましたが…。何しろ、介護の仕事は大変なところもありますしね」

「そうですか、今までよくしてくれましたから、残念ですね。よろしく伝えておいてください。

では、14時に新しいヘルパーさんをお待ちしています」

14時30分過ぎに女性ヘルパーが吉田さん宅を訪れた。

「初めまして、よろしくお願いします。今日から吉田さんのお世話をすることになりました横山と言います」

「こちらこそ。ま、体が不自由なもので、散らかっていますが、お願いします」

「はい、前のヘルパーさんの業務内容記録を見て来ましたので、おおよそのことはわかります」

「ところで、つかぬことをうかがいますが、前の方はどうして急に辞められたのですか？」

と、遠慮がちに尋ねる。

「よく事情はわかりませんが、私はクリニック併設の介護事業所の正規職員ですが、前の方は随意契約で派遣される仕事をしておられたと聞いています。他の介護事業所との掛け持ちをしていましたし、かなりハードなスケジュールだったのではないでしょうか。何しろ、私たち介護士の仕事は多岐にわたっており、それに時間も不規則ですし、体調を崩しやすいです。生活支援のような仕事ばかりでしたら楽ですけど、夜間に訪問して排泄の介助をしたり、時には本来看護師さんの仕事の分野まで要求されることがあり、精神的にストレスが多い仕事なのです。それに、収入といえば、介護保険制度で決められていて、どんなに働いても、給料は抑えられているし。ま、こんなことをお客さんにお話ししても、なかなかおわかりにはなりませんでしょうが…そんなことも含めて、体調を崩されてお辞めになったのではないでしょうか」

「いろいろと事情があるのですね。訪問介護士の方々もかなりハードな仕事と聞いていましたが、介護士の皆さん方はそれにもまして大変なのですな。今のところ、なんとか自立して生活しておりますが、これで心臓が悪くなって寝たきりになった時は、皆さん方のお世話にならなければなりません。その時はよろしくお願いしますな」

ヘルパーは早速台所の片づけに取り掛かった。

慢性的な人手不足の介護業界

超高齢社会を迎え、医療費は年々膨らみ、国家予算のかなりの部分を占める事態となっている。健康保険、介護保険から支出は年々増加傾向で、政府は財政負担を強いられることになり、医療費削減の政策を打ち出している。高齢者医療の「病院」から「自宅療養」へのシフトが促進されているのである。「高齢者白書」(内閣府：2018年度版)によれば、日本人の健康寿命の伸び率は平均寿命の伸び率を上回っており、高齢であっても健康な生活を送っている人達が多くなっていることを示している。

しかし一方では、介護を必要とする要介護認定者の数も年々増加傾向にあり、在宅医療のニーズが高まっている現状がある。特に、２０２５年には日本で最も人口が多い団塊の世代が75歳となり、後期高齢者世代となる。それに伴い、介護保険の要介護認定を受ける人の割合も急激に増加すると思われる。このような状況を受け、居宅事業所の設立件数も増え、介護業務に携わる人口も急激に増えてきた。しかし、厚生労働省の試算によれば、２０２５年には約28万人の介護人材が不足するといわれている。「２０２５年問題」を前に在宅医療の促進が問題となっているが、一般には知られていないのが現状である。介護人材の確保にはさまざまな問題があるのだ。

◆**医師**：在宅医療を推進する上で医療者にも問題がある。一部の報道では在宅医療に携わる医師や看護師の感動的なエピソードが語られるが、現状は決してやさしいものではない。医師たちは臓器別縦割り医療への固執が根強く、総合診療や一般高齢者医療に携わる者は少ない。さらに、多くの地域で在宅医の高齢化が進んでおり、在宅医療の担い手は60、70歳代となっている。この世代が24時間、３６５日という過酷な労働条件のもとに献身的に働いているのだ。一方、若い世代の開業医には24時間３６５日対応が負担となり、在宅医療に踏みきれない実情がある。一部の若い世代の医師たちがグループを組み、24時間３６５日診療にあたっている「訪問診療クリニック」があるが、まだ、少数にしか過ぎない。

◆**介護士**：一方、介護業界では、「2000年以降最も増加率の多い職種」と言われるくらいの人材需要があり、年々増加している。しかし、介護職従事者の供給は追いつかず、慢性的な人材不足が続いているのだ。理由としてあげられるのは、需要と供給との差であり、介護サービスを受ける人口の伸び率が非常に高くなっている。つまり、需要の拡大が急であり、供給が追いつかないという実情がある。

需要と供給のギャップ以外に、介護士の給与・待遇の問題もある。それは、介護保険制度に問題があり、いわゆる、「売り上げ」に上限が決められていて、給与が他職種に比べて低いことである。つまり、「この訪問介護サービスをした場合の介護報酬は○○円」と報酬単価が決められていて、自由な価格設定が難しい仕組みになっている。さらに、3年に1度、介護サービスに対して支払われる報酬の見直し改訂が行われていて、「マイナス改定」になっている。同じサービスを提供しても事業所の利益は「マイナス」となり、介護士への給料に「マイナス」が反映される。この状況を改善するため、「介護職員処遇改善加算」制度が導入されているが、十分ではない。

さらに、給料が低い割に介護現場の仕事は過酷であるという現実がある。たとえ、福祉事業に携わることに意義を見いだして「人の役に立つ」「社会貢献」といった意識で働き始めたとしても、仕事面でのさまざまな問題に直面して、職場を去る傾向があるのだ。

◆**看護師**：人手不足は介護士ばかりではなく、訪問看護の看護師・准看護師の不足も深刻である。一つの「訪問介護ステーション」の看護師・准看護師の定員は2・5人と定められている。訪問介護事業所の数が増え続けている現状では、看護師の供給が追いついていない。実際に訪問看護の現場で働く看護師たちの多くは「経験不足」「業務内容の複雑さ」「訪問先での業務を1人で行う不安」「介護を行う家族との関係」「不規則な夜勤」などの問題を抱えている。このような過酷な業務実態があり、それに見合う給与も十分ではなく、介護士の場合と同様、居宅看護以外の看護職に転職する傾向があるのだ。

このような居宅事業における人材不足にどう対応するか、十分な政策は打ち出されていない。そこで、一部外国人を介護職として雇用する計画が試みられているが、言葉の問題、資格試験の問題(日本語での受験)があり、介護士の資格を取得する上でハードルが高い。それに、有資格者といえども高齢者のケアにはコミュニケーションに問題があり、介護の現場になじまないことがある。

今後さらなる高齢者人口の増加に伴い、高齢者ケアの人材確保には医療行政上のさまざまな処遇改善と一般人への高齢者医療への啓蒙が必要なのである。

在宅医療で穏やかな終末を迎えた

吉田さんがかかりつけ医と相談の上、今後通院できない状況となった時は「訪問診療」で対応してもらう約束を交わしてから、3年の歳月が流れた。

ホームから自宅へ戻った時、吉田さんは85歳。持病の脊柱管狭窄症のため、歩行が不安定なこと以外には、心臓の具合も特に問題なく、1カ月1回の通院で、特に医学的には問題ない生活を送っていた。

朝は規則正しく起床し、洗面所で髭剃りと、薄くなった頭髪を綺麗に整髪し、トーストした食パン1枚にマーマレードジャムをたっぷりとつけ、牛乳、野菜ジュースで朝食をすませていた。午前中は新聞を読み、気が向けば、描きかけのワイエス画集の模写にとりかかり、午後はテレビを見ながら、毎日長男の嫁から届けられた弁当を食べる。午後から昼寝をして、天気がよければ、近所に杖をつきながら30分ほど散歩、テレビで野球やバラエティー番組を見る。時には新聞の詰将棋に挑戦、こうして夕方まで過ごし、生協から届けられる夕食弁当を食べる。時には缶ビール1本を飲みながらテレビで野球を見て過ごす。2日に1回の入浴のあと22時頃には眠気が襲ってくる。こうして、吉田さんの平凡な1日が終わっていた。それに、週2回のデイケアでのリハビリテーションと将棋、月に2回ほどの長男宅での夕食が吉田さんの生活に彩りを添え、楽しみであった。しかし、この平凡な日常に終わりを告げる日が来たのである。

86歳の誕生日を過ぎた頃から、脚の不安定さが増して、家の中で歩行器を使って動いていた。夕食をすませたある日、ソファから立ち上がり歩行器につかまろうとした瞬間、手もとが狂い、尻持ちをついてしまったのである。しばらくそのままでいたが、立ち上がろうとすると腰に激痛が走り、動けなくなってしまった。やっとの思いで、這いながらベッドにたどり着き、長男に電話し、事情を話すと、すぐに駆けつけてくれた。

「どうも、迷惑かけるな。昔やったぎっくり腰かな、動けんのだ」

「それならば、しばらく安静にしていれば何とか動けるようになるし、心配いらないが、何といっても歳だし、病院で診てもらった方がいいかもしれない。前に入院したことがある総合病院の救急外来に連れて行こう。痛み止めの薬くらいはくれるかもしれない。どうしますか？ ま、救急車を呼ぶほどでもないし、何とか連れて行くよ」

「明日、かかりつけの先生に事情を話しておくが、今夜は総合病院で診断してもらうことにしよう」 長男に助けられながら、やっと車に乗せられて総合病院夜間外来に着いた。夜間外来待合室には、子供を抱えた母親数人が心配そうな面持ちで長椅子に座っていた。しばらくして、外来診察室に呼ばれ、若い医師の診察を受け、レントゲン検査を指示され、痛みに堪えながらも、腰のレントゲン検査をすませて、再び診察室に呼ばれると、診察室のテーブルの上にあるコン

ピューター画面に腰部レントゲン写真の画像が映し出されている。若い医師は指で差しながら、

「吉田さん、ここに見えますように、第3番目の腰の骨が少しいびつになっています。お話を聞く限り、尻持ちをつかれた時に背骨に圧迫がかかり、圧迫骨折を起こされたのではないでしょうか。確定診断にはMRI検査が必要ですが、明日整形外科で診察を受けてください。かかりつけの先生にもレントゲン検査結果のCDを準備して診療情報を書いておきますから、今後の治療方針についてよくご相談ください。今夜は痛み止めのお薬と、腰に痛み止めの注射をしておきましょう。まず安静にしておいてください」と言って、局所麻酔薬を腰の背骨の両側2カ所に注射した。処置をしてもらい、しばらくすると痛みは和らいできたので、長男に連れられて自宅へ戻った。翌日、午後にかかりつけ医師の往診があり、この日から吉田さんの「在宅医療」が始まったのである。

その後、吉田さん自身、介護に携わる長男夫妻、ケアマネジャー、かかりつけクリニック医師、訪問看護師と密接な連携のもとに療養計画が立てられて、自宅での療養生活が始まった。圧迫骨折後の経過は順調で、腰痛は残るものの、寝たきりの生活にならずにすんでいたが、圧迫骨折から1年ほどして飲み込みが悪くなり、ついに誤嚥性肺炎を起こした。幸い、往診での診察と検査（ポータブル・レントゲン装置）と抗生剤の点滴注射で、誤嚥性肺炎は治癒したが、次第に体力が衰え、同時に意欲がなくなり、終日ベッドで寝て過ごす日々が多くなっ

た。さらに、心不全の兆候も次第に進行して、息苦しさも増すようになっていたのである。その頃から意識レベルは少しずつ低下するようになり、傾眠となっていた。87歳のある時期から食欲もなくなり、ほとんど食べ物も水分も摂取しなくなり、医師の指示のもとに1日1回500㎖の補液点滴が行われるようになっていた。意識レベルは下がっていたが、覚醒時には看護師や介護にあたった長男にもしっかりとした会話を交わしていた。うっすらと瞼を開くと、ささやくような声で長男に「せわになった」と言った。その後、再び親子との会話はなかったのである。

食べ物が入らなくなってから1週間後の夜、長男夫妻、看護師に看取られながら、静かに息を引きとった。静かな終末の訪れであった。

看護師の連絡で訪れた医師は吉田さんのベッドに近づき、一礼すると看護師に合図をして、胸元を広げ、聴診器を左胸部下部にあて、しばらく聴診し、ポケットよりペンライトを取り出してそっと瞼を広げて光りを当てた。

「ご臨終です。午後8時20分、87歳の生涯を閉じられました。ご愁傷さまです」と長男に向かって頭を垂れた。

死亡診断書の死亡病名覧には、「老衰」と記載されていた。

おわりに

『療養病棟5人の患者さん』（2015年）を上梓した際、多くの高齢者の方々から、人生最後の姿について理解が得られたとの感想を寄せられた。その中で、では、今からあと数年、健康で幸福な生活を送るのにはどうしたらよいのだろう、病気とのつき合い、折り合いをいかにつけたらよいのだろうという問いかけがあった。高齢者にとって余命をいかに健康に過ごすのか、大いなる関心事なのは当然のことである。齢《よわい》80にもなれば、それぞれ何かしらの生体機能の衰えや慢性の病気を抱えているのは当然の成り行きである。そこで、どのように加齢とつき合い、健康な日常生活を送るかについて『あなたが主役、シルバー劇場―余命を生き抜くための12章』（2020年）を出版したところ、幸いにして高齢者より好評を得た。

一方、高齢ともなればいずれ何らかの病気で入院、あるいは介護施設などに入所することになる。しかし、入院先の病院や、施設での経済的負担についてはあまり語られてはいない。高齢者や家族にとって本来の病気に劣らず、経済的負担も大きな不安材料となっているのである。

また、一般には、わが国の健康保険制度に基づき運営されている病院の機構（さまざまな基準・規制）についてはあまり知られていない。2020年に流行した新型コロナウイルス感染症勃発の際に、病棟逼迫状況が伝えられたが、世界に誇るわが国の病棟数にもかかわらず、なぜコロナウイルス感染者治療病棟の逼迫が起こったのか、その根本原因についてはほとんど説明されていない。一部感染症専門家と称する学者さえも、病院の病棟編成と臨床の現場について十分な知識を持ち合わせていなかったのである。

本書では、筆者の20年間に及ぶ高齢者医療の現場の管理者と同時に、臨床現場で患者さんや家族と接した経験から、それぞれの病棟の仕組みと患者さん自身の経済的負担について、知人、患者さんたちの個人体験を交えて老いの姿を書くことにした。

今日、わが国は高齢者人口が25％を超える超高齢社会に直面し、特に高齢者介護は深刻な社会問題を抱えている。何よりも深刻なのは、介護人材の慢性的な供給不足と介護保険制度の財政不足の問題である。厚生労働省の推計によると、団塊の世代が75歳を迎え後期高齢者となる２０２５年には介護人材の需要が２５３万人で、現状からの推定では約38万人不足すると報告されている（厚生労働省：２０１５年）。この報告に基づき政府は２０２５年までに介護人材50万人計画を打ち出し、国や地方公共団体は具体的な対策に取り組んでいるが、その成果は捗捗《はかばか》しいものではない。さらに、財政不足問題は介護保険制度の存続に関わる問題である。少子化が進み健康保険、介護保険を支える人口の減少、一方では、介護保険利用者の増加という矛盾を抱えているのである。今後、高齢者医療、介護について自己負担額の増加も視野に入れなければならない状況に至っている。

介護の問題のみならず、高度な医療を提供する急性期病院の地域偏在、それを支えるべき中核広域療養型病院の整備の急務、都会における介護施設の不足、医療人材の偏在、過重労働は、まさに今日、直面する問題なのである。

本書に取り上げた「療養病棟」の実態は夜間看護体制の不備のため、夜間看護師の過重労働のうえにかろうじて成り立っているのである。頻繁に鳴る「ナースコール」と、それに対応し、病棟巡回、定期的な喀痰吸引、体位変換、おむつ交換、指示された点滴の用意と施行、夜間のせん妄患者への対応、認知症患者の夜間徘徊への対応、急変時の対応、枚挙にいとまがないくらいの忙しさ、これらの業務を患者50人に対して看護師1人、介護師2～3人で処理していかなければならない。それでもなお、医療人としての義務と責任感でこの厳しい現実を乗り越えているのである。少しでも本書からその実態を理解してもらえれば幸いである。

高齢者医療を語るうえで避けて通れないのが、「終末期医療」である。厚生労働省の「高齢者白書」（2019年）によると、人生の最期をどこで迎えるか、という問いに対して、「自宅」と答えた人は54・6％、一方「病院等の医療機関」と答えた人の割合は26・4％にとどまっている。しかし、現実には介護施設の不足、介護費用の増加、医師の負担から、訪問診療での

「在宅死」は2割にも満たない。わが国では1970年頃までは病院以外の「看取り」が一般的だったが、高度成長期を背景に病院数やベッドの急激な増加に伴い、病院での「看取り」が普通となっていたのである。患者当人の望みは「家族に看取られながら安らかな終末」であるが、現実は厳しい問題を抱えているのである。医療サイドからすれば、「安らかな死」は、医療倫理に反するものであり、積極的な治療・処置を施さなければならない。家族もまた、一刻でも長く生きてもらいたいとの思いで、自宅から病院での治療を期待するのである。「生きとし生けるもの、全て、死を迎える」は必然ではあるが、わが国の伝統、社会的文化に根付く「死」の概念は、西欧諸国のキリスト教あるいは一神教における「死」とは異なり、「生物学的死」をそのまま受け入れ難い面もある。医療者として苦悩することである。

筆者は3年間、90床の「療養病棟」勤務で、筆者を含め2人の常勤医師と、非常勤当直医師で、245通の死亡診断書を書いている。この病院で亡くなった患者さんは、年間約80人、1カ月あたり約7人、つまり1週間に1~2人亡くなっていることになる。そのうち、筆者が付き添って看取った患者さんは65人に上った。1人1人の患者さんの思いと家族の思いとの間で医療者として苦悩したことも多かったのである。ここでは、「終末期医療」の実態については、あまり触れなかった。本書の一部に患者さんの終末を客観的な観点からのみ記載している。参考までに、筆者が主治医となったアメリカ人患者さんが持参した「終末期医療についての中告書」を付記に添付した。

本書を執筆するにあたり、多くの情報を提供してくれた知人、友人に感謝したいと思います。医療に関する情報はできるだけ正確を期するようにしたつもりですが、筆者の独断、誤り、あるいは意見の相違があるかもしれません。読者諸氏よりご指摘いただければ幸いです。なお、ネット上で医療情報を検索すれば、さまざまな誇大広告、誤った情報があるので注意が必要です。したがって、本書では厚生労働省の発行する書類、各学会のホームページの記事を参考にしています。

本書執筆中、高齢者の立場から各章につき読後の感想と助言を寄せられた方々、本書の出版につき編集に携わり協力していただいた(有)プライムシーズンの高橋加代子氏に感謝すると同時に、執筆にあたり医療法人　八代桜十字　丸田病院の職員、介護老人保健施設　レ・ハビリス桜十字熊本東の職員の皆さんの協力に感謝します。

付記：特別養護老人ホーム（特養）

「特別養護老人ホーム」（特養）は　在宅での療養生活が困難になった高齢者が入居できる公的「介護保険施設」であり、社会福祉法人によって運営されている。市町村からの財政負担があり、比較的低料金で、介護を受けながら長期にわたって生活する施設であり、「看取り」も行っている。

入居条件は原則として、65歳以上、要介護3以上であり、1人での立ち上がり、歩行困難、排泄、食事や入浴ができず、全面的な介護が必要とされる状態である。一方、入居条件は要介護3以上となっているが、認知症の場合、症状の進行具合も考慮されて、日常生活に支障をきたしている場合は65歳以下であっても例外的に「特養」への入居の対象となっている。

特養で受けられるサービスには、生活支援サービスとしては、食事の提供、掃除、洗濯などがあり、身体介助として、食事介助、排泄介助、入浴介助がある。また、機能回復サービスとしては、トイレへの歩行、室内移動など日常生活の中での動作訓練が中心である。医療サービスは、医師は常勤しておらず、週2回の往診に限定されている。また、24時間の看護師配置は義務付けられていないので、夜間看護師は常駐していない。

しかし、特養は費用の安さや長期入所可能であるため入所希望者が多く、入所までの待機期間が長い。

入居費用は、入居一時金が不要であり、月額料金のみが発生する。月額料金は、家賃にあたる住居費（部屋タイプにより異なる）、食費、介護サービス費に日常生活費が自己負担金となり、月額10万円程度とされている。一定の条件下で、さまざまな費用減免制度があり、低所得者にとって有利である。

付記：生命維持治療に対する医師の指示書

「生命維持治療に対する医師の指示書」

（Physician Orders for Life-Sustaining Treatment 『POLST』）

本指示書は現在の患者の医学的状況ならびに患者自身の意志に基づいて作成されたものである。以下の項目につき何らチェックされていない場合には、全ての医療行為を行うものとする。署名された本指示書は法的に有効であり、その内容を変更してはならない。全ての患者に対して尊厳と尊敬の念を持って治療しなければならない。

以下、患者あるいは親族によるチェック項目

A：心肺蘇生術（心肺停止の場合）　いずれかの項目にチェックしなさい
□全ての救命処置を行う
□救命処置を行わない（自然の経過に従う）
B：医療行為（心拍ならびに呼吸がある場合）いずれかの項目の一つにチェックしなさい
□緩和治療に限定：薬物を使用し、体位変換、創傷処置、その他の処置方法により痛み及び苦痛を除去する。気道閉塞がある時、苦痛を除去する目的にて、気道吸引およびアンビュバックによる手動陽圧呼吸を行う。当該医療機関にて治療できない場合集中治療室を備えた医療機関に転送するも可。
□限定的補助的治療：上記緩和治療に追加しての医療行為、抗生物質投与、輸液を行う、気管挿管は行わない。非侵襲的陽圧呼吸器使用は可能。集中治療は行わない。
□全面的治療：上記限定的補助的治療に加え全ての治療行為を行う。気管挿管、人工呼吸器装着、除細動、その他。集中治療室へ搬入。
C：人工栄養（可能であり、患者が希望すれば経口摂取）
いずれかの項目の一つにチェックしなさい
□人工的栄養補給をしない（経管を含む）

□ 経管による試験的限定的人工栄養補給をする
□ 経管による長期人工的栄養補給をする

以下、医療機関名、医師、患者自身、あるいは親族のサインの項目あり。他略。

略　歴

西　勝英（にし　かつひで）医学博士

昭和12年生まれ

昭和37年熊本大学医学部卒

東京大学電子工学科研究生、熊本大学医学部助手、

米国ユタ大学医学部講師、同54年熊本大学医学部薬理学

第二講座教授などを経て平成15年、熊本大学名誉教授

熊本日日新聞社医療アドバイザー

平成20(2008)年～医療法人桜十字病院総院長

平成26(2014)年～公益財団法人肥後医育振興会理事長

平成27(2015)年～医療法人熊本桜十字丸田病院院長

令和元(2019)年　秋の叙勲にて「瑞宝中綬章」を受章

令和2(2020)年～介護老人保健施設

レ・ハビリス桜十字熊本東施設長

研究分野：神経生理・薬理学・循環器薬理学

主な著書（共著を含む）：『薬・毒物中毒救急マニュアル』

『医学英語へのアプローチ』『スポーツと薬物（翻訳）』

『本当に怖い！薬物依存がわかる本』

『聞いてください 医論な話』『療養病棟5人の患者さん』

『走る、泳ぐ、ダマす（翻訳）』

『あなたが主役、シルバー劇場。』など著書多数

あなたが知りたい病院事情

令和3（2021）年 12月10日　初版発行
著　者　　西　勝英
発　行　　熊本日日新聞社
構　成　　有限会社　プライムシーズン
装　丁　　有限会社　ペーパー・ムーン　渕上禎二
制作・発売　熊日出版（熊日サービス開発株式会社　出版部）
〒860-0827　熊本市中央区世安１丁目５番１号
電話　096-361-3274
印刷・製本　シモダ印刷株式会社

ISBN978-4-87755-628-0 C0047